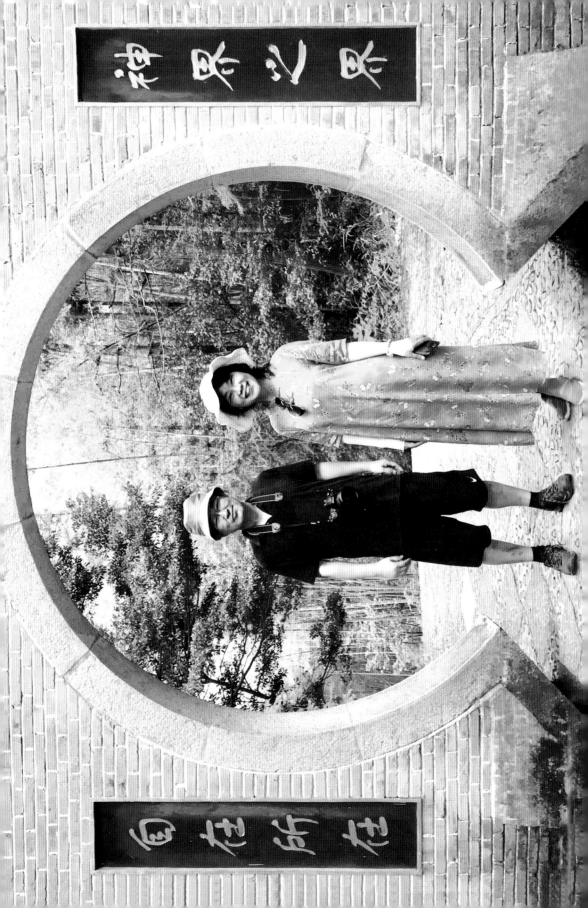

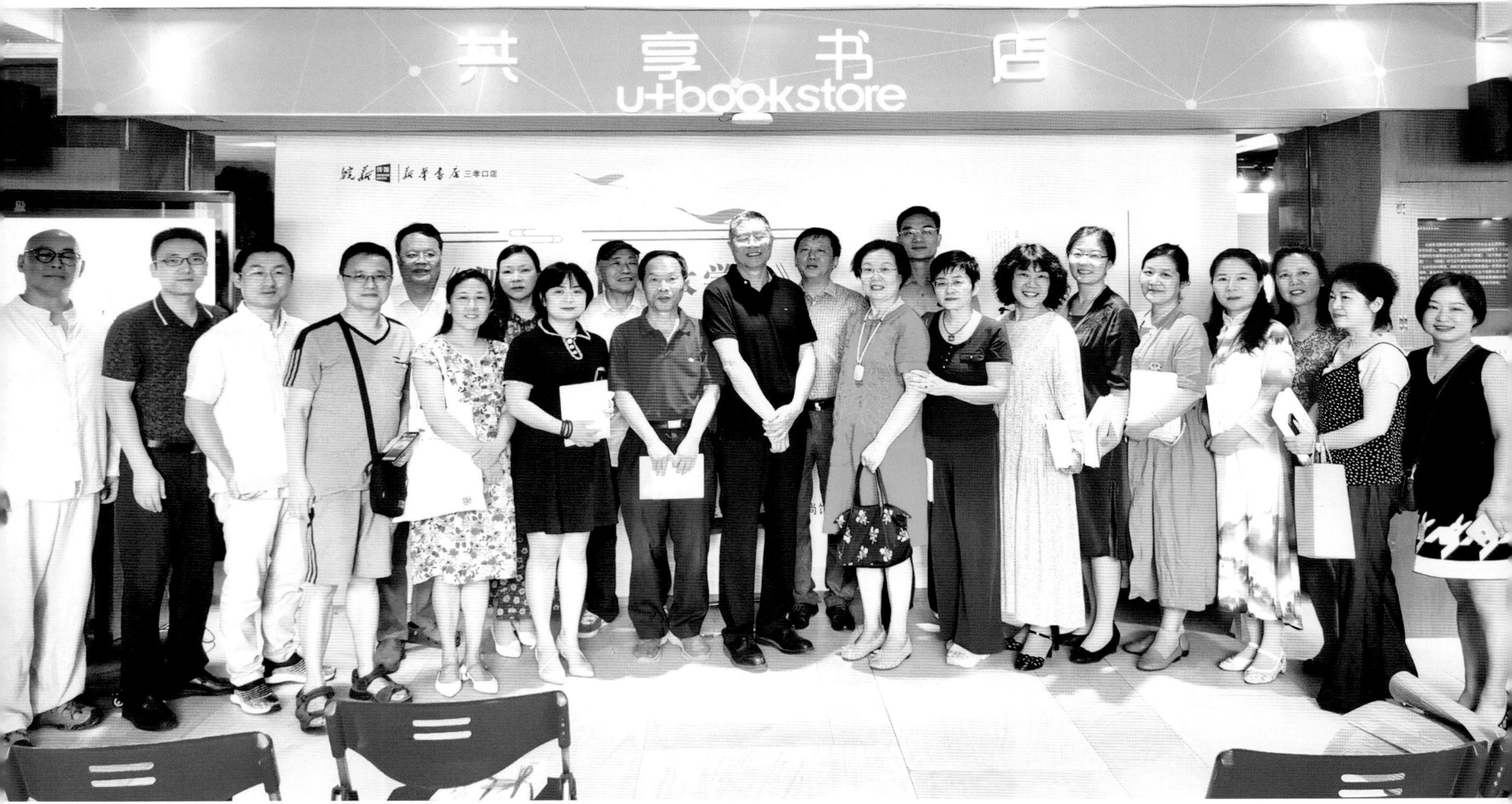
共享书店
u+bookstore
新华书店 三孝口店

失而复得

SHI ER FU DE

杨立新 ——

著

全国百佳图书出版单位

时代出版传媒股份有限公司

黄 山 书 社

内心的改变与守持

（代序）

在亚欧大陆东部有一个国家叫中国；在中国有一条大江叫长江，有一条大河叫淮河；在长江和淮河之间有一道分水岭叫江淮分水岭；在江淮分水岭上有一个自然村叫庞书坊。天上落下来给庞书坊的雨水，一半流到长江里，一半淌进淮河里，因此站在庞书坊的田埂上，一脚不小心就踩到了长江流域，那里历史上一直就是中国最富庶的地区，有时候中国年经济收入的三分之一以上都来自那里；再一不小心又一脚踩到了淮河流域，中华民族最辉煌灿烂的思想文化，例如儒家思想和道家思想都出自那里。庞书坊是一个只有十几户人家的小村庄，庞书坊出了一位小学校长，名叫杨道林。杨校长一表人才，为人率真，刚正不阿。他农家活样样精通，吃苦能干，勤俭持家。他又是当地一位不可多得的文艺人才，能诗能文，能弹能唱，教书教得好，书法也有功夫，在当地可以说无人不知，无人不晓。

杨校长有 5 个儿女，大的是个女儿，名叫杨立新，小时候她对父亲什么都喜欢，偏就不喜欢父亲给她起的这个偏男性的名字，天天揣摩着要把父亲起的名字改掉，却偏就没改掉。杨立新天资聪颖，待人挚诚，热爱生活，持守能干。她继承了父亲的文艺天赋，能诗能文，在合肥一家学校担任领导工作，又肩负起老大的担当天性，把 4 个弟妹都帮扶起来，过上了稳定安康的好日子。她谈了位朋友叫孙广泉，这位男友学业扎实，为人厚道，人又聪慧能干，勤奋吃苦。两人结婚后育有一子，夫妇各个方面都让杨家大小姐满意，偏就有一条不满意，就是在单位里担任总工程师的孙先生，总是率队参加中国援建国外的大工程。先是到多哥首都洛美援建，后又援建了莫桑比克首都马普托的国际会议中心，再又援建了北美洲哥斯达黎加的国家体育场。有时候一去两三年，夫妻不见面，丈夫走时孩子才两三岁，丈夫回来时孩子已经上小学了，但那是丈夫的工作和事业，杨立新也便在心里认了。

这本名为《失而复得》的散文集，大约写的就是这样一些人、这样一些事、这样一些生活和时代的背景。杨立新女士出版过多本散文随笔集，这本散文集延续了她一贯文笔深厚的文风，她的叙事总是不紧不慢、始终如一的。但如果仅此而已，这本书就是一本常见的生活散文集，就不会有现在撼动人心的大起大落、大开大合了。时光推移到 2010 年 7 月，连续几个星期没有得到正在遥远的哥斯达黎加援建国家体育场的先生信息的杨立新，内心有了一些不好的预感。丈夫是援建项目的总工程师，工作繁忙，多日没有联系，也属正常，但夫妻之间的感觉总是那么默契，有时又总是那么准确。从那一天开始，杨立新跌入另一种惊涛骇浪的人生中去，她面对的是病危、病危，还是病危；她忍受的是折磨、折磨，另一重折磨；她体验的是绝望、绝望，又一种绝望。当然，她最终收获了别一种人生，别一样感悟，别一番亲情。

　　从此以后，杨立新懂得了何为坚守，何为磨砺，什么叫人生，什么叫恩泽。这本书里写的多是人，但这已经不是风平浪静时作者心目中的人，而是惊涛骇浪后的人和人生。我们曾经有几次扑进江淮分水岭庞书坊左近的田野里，亲爱我们心目中的小麦和土地。我们一忽儿跑到淮河流域抚摸麦穗，一忽儿跑到长江流域观察蝴蝶；孙广泉先生和杨立新女士则跑前跑后替大家拍照，为大家照看衣物。我们眼中的庞书坊一定不是多年前我们见到的那个庞书坊，哪怕我们看到的庞书坊还是那个庞书坊；广泉先生和立新女士眼里的彼此也不会是多年前的彼此，哪怕他们看见的还是那个彼此。我们每个人内心的坐标都在改变，我们内心的欲望和追求也一直在改变，我们内心的彼此也在改变，我们的内心本身也在改变。读一读杨立新女士这本《失而复得》，我们会明白我们的内心随时可能改变。或许我们不会改变我们生活的轨迹，但我们一定会改变我们心灵的轨迹。而我们的守持将永恒。这或许正是这本书带给我们的感触和财富。

许　辉

2019 年 8 月 24 日于合肥南艳湖竹柏簃

　　（作者为中国作家协会全国委员会委员、中国作家协会全国散文委员会委员、安徽省文学艺术界联合会副主席、安徽省作家协会第五届主席团主席、茅盾文学奖评委。）

目 录
Contents

失而复得（下）

回望，再回望

读人，读自然

失而复得（上）

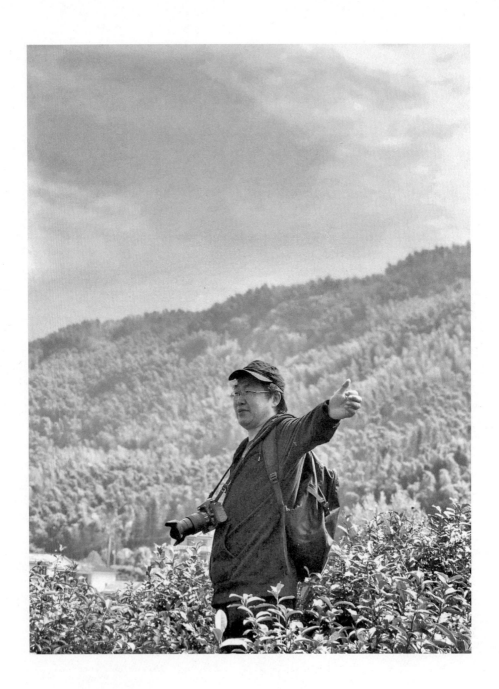

惊　闻

　　2010 年 7 月中旬，连续两个星期没有先生的信息。先生那时正在哥斯达黎加（后文简称哥国）建设哥国的国家体育场，这是我国的一个援外项目。后来到了那个国家才知道，哥国比我们还富裕。

　　先生是援建哥国国家体育场的总工程师，平时很忙，但每隔一两个星期还是跟我报一下平安。可这两个星期一直没有消息，电话他的手机，一直处于无信号状态。我有点担心，于是电话他公司的老领导田总，田总说："小杨，别着急，我来给他电话。"

　　田总的回复是，没有联系上。

　　过了两天，我还是没有联系上先生，再次电话田总。田总说："联系了哥国的项目组，项目组的领导说，孙总出差去了，山区信号不好。"

　　又过去了两天，先生的电话仍然没有信号，我有点怀疑了。

　　那天晚上，我硬着头皮再次给年近八十岁的老田总打电话，田总有所安慰、有所支吾地跟我说，估计明天就知道具体情况了，别着急。

　　如此，我的心更是忐忑起来，一种不祥之感，让我辗转反侧，直至深夜，仍然不能入睡。就这样熬过了一夜，迎来了第二天的黎明。

　　一大早，接到了田总的电话，他说："我们一会儿到你家来，当面跟你详细说明孙总的情况。"

　　"他怎么了？"

　　"别急，一会儿你就知道了。"

　　放下电话，我如坐针毡，那十几分钟，是数着过的，种种的猜测，都在我的脑海中闪过。

　　敲门声响起，我从沙发上弹起，打开门，迎来了先生工作单位的几位领导。他们表情严肃，我不禁慌了起来。

"孙总病危，一连好几天都在抢救，但是仍然没有脱离危险。"

"怎么会？"

"一开始怀疑他是吃鱼被鱼刺卡住，进行检查治疗。后来又怀疑他是不是猪流感，化验检查治疗，仍然遏制不住病情。"

"为什么不告诉我！"

"怕你担心，所以一直没有告诉你真实情况，想等孙总脱离危险后再告诉你。"公司领导看我情绪激动，或已经觉得有所不妥。

"你们没有及时告诉我先生的病情，假如他有了什么，谁来承担这个责任？而且是在我反复电话打听之下，才告诉我先生的实际情况。"我强压激动的情绪，用颤抖的声音说："我要去哥斯达黎加！"

公司领导连忙说："行！行！行！"

此刻，激动的情绪稍微平静了一点，得知：先生病危已经三四天了，一直在抢救，肾衰竭，呼吸衰竭，心脏衰竭，重症肺炎，高烧不止，继而又是大脑缺血性卒中。也就是说先生一直处于昏迷中，危在旦夕，而且他右半身同时也全面瘫痪了。

我惊愕得半天都说不出话来。

接下来，没有眼泪，也没有诉说，我无声地听从公司的来人安慰、劝说。我需要从这突然之中，理清思绪，思考下一步该怎么办？

中午，去婆婆家里，一家人都是惊慌而又焦急。婆婆哭诉着，我此时心里倒是平静下来了，我在想，我该怎么办？看着哭泣的婆婆便劝慰她："老娘，别哭了，哭有什么用呢？我要去公司找领导。"

那时，我唯一能做的，就是立即去哥斯达黎加，我在心中暗暗地决定了。

准备去哥国

就在这惶恐不安的日子里，我收到了先生工作单位蒋董事长的批文：不惜一切代价抢救！请公司财务部门筹备六百万资金以备用，必要时，送往美国救治。

我知道，我不是孤单一人的，公司领导、我单位的领导，还有亲朋好友都在给我帮助支持。

集团公司的田副总裁，面对我的请求，二话没说，直接布置：请相关部门安排孙总夫人及儿子出国。我心中一阵温暖，人在难时，内心也许更加柔软。

7月中下旬，天很热，我一整天都在外面跑，购买出国去的用品，办理相关手续。之前出国旅游时办理好了护照，仍在有效期内，可儿子需要紧急办理护照，两三天就要办好，然后再前往北京哥斯达黎加使馆签证。

情急之下，我找到了单位的李局长，请求帮忙，李局长立即安排相关人员帮助办理。恰是单位的同事童姐姐帮忙找到了安徽省出入境管理处的熊主任，两天之内，办理好了儿子翔宇的出国护照。

公司的邓芳副总，也一直在帮着我办理各项手续。

没两日，接到了邓芳副总的电话，说是7月24日的机票，飞哥斯达黎加，7月23日去北京哥斯达黎加使馆办理签证。

我的心稍稍定了一些，但对于先生的病情仍是非常的担忧，他仍然处于病危状态，躺在重症监护室里，随时都会有生命危险。我和儿子从北京飞到哥国，路程要36个小时，在法兰克福转机，还要经停一个小国家。我一心只想快点过去，似乎我过去后，他就能脱离危险似的。身还未飞，心早起航。

后来在飞往哥国的途中，我默然想过：夫妻总得有一人先要离开，但先生离开我似乎也太早了吧，我才四十多岁。望着广袤的天空，不禁黯然泪下。我不知道先生能否活着跟我回国，或许……现在回想起来，仍是凄然一片。

快要离肥时，我去朋友王影的茶行里，准备了一些黄山的绿茶，以备出国后送给别人。其实，来到哥国后，绿茶一部分是自己喝了，还有一部分是送给了哥国驻地的中方工作人员。哥国的人们只喝咖啡和果汁，茶叶对于他们来说，是入不了胃，更入不了心的。

同时，也带了一小盒我喜欢的天柱山野茶"天柱弦月"，很诗意的名字。没承想，就这"天柱弦月"，唤醒了先生四十多天没有进食的胃口，当然，这是后话了。

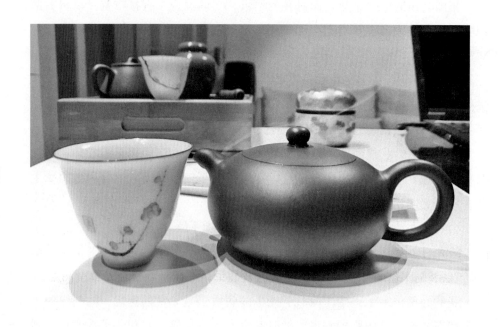

签证风波

当我备齐了签证的所有资料后，和儿子在公司部门负责人邓芳副总的陪同下，前往北京哥斯达黎加使馆办理签证。

邓芳副总一路叮嘱：见了大使要礼貌，问什么说什么。我心里更是忐忑，如果签证过不了关怎么办？前期所有的准备都付之流水，还有那远在哥国的先生，危在旦夕。

一番周折，来到了北京一处幽静的胡同，规模不大的院落，干净整齐，这就是哥斯达黎加使馆了。我们一路无言，跟着邓芳副总及公司驻京办事处的工作人员，来到了一座多层建筑内，四处安静得很，半天才寻见一位工作人员，她正在打扫卫生。询问得知，哥国的大使还没有来上班，看了看时间，已经是上午十点多钟，我好担心，大使今天还来上班吗？

大约过了半个小时，脚步声从楼下响起，我的心立刻跳动加速，一行人员都站立起来，翘首以盼。只见一位帅小伙子，身穿一套黑色西装，快步上楼来了。邓芳副总立即走上去，询问是不是哥国的大使，帅小伙子摇了摇头。

我们继续在过道间等待。

黄绿相间的墙壁，似乎想安慰着我那躁动不安的心。我把急切的目光投向了过道间的窗户，窗外的阳光一片，似让我看到了一丝的希望。

"杨老师，您的电话。"接过邓芳副总的手机，便听到了远在哥国的翻译王坦说："杨老师，你们还是别来哥斯达黎加了吧，孙总今天清醒的时候说，让你们不要来，这样他或许好得还快些。"

我内心五味杂陈，是先生怕给公司带来麻烦，还是公司另有他因？先生是一位不愿意给别人带来麻烦的人，可都这个时候了，他还是如此坚持？

就在这时，哥国的大使终于来到了办公室，我们几人如吸铁石一般紧紧跟着。坐下后，递交申请及相关材料，大使闪动着一双大而深的眼睛，扫视了我们一行人，他少言慢语，我越发紧张。

办公室里静得只听见自己的心跳声，还有大使翻动资料的声音。半天，大使抬起头，告知我们一行人，不可以落地签证。瞬间，我的大脑就懵了，我把急切的目光投向了随行的公司工作人员，他们连忙解释请求，说我先生是给他们国家建设体育场，累得病倒，并处在病危状态。大使还是面无表情地摇了摇头，双手一摊，表示很无奈。

我想到了在外交部工作的学生李玉霞，立即电话她，希望能得到她的帮助。可是电话未能接通，这边大使已经发出了逐客令的姿势，我们非常失望地走了，步履沉重，慢慢地挪出了使馆区。

走到人头攒动的大街上，沸腾的声音淹没了我们，我茫然地跟着公司的工作人员，不知走向哪里。

突然，邓芳副总的手机响了起来，随即她声音也提高了八度："大使打电话来了，同意了落地签的申请，你和儿子明天就可以乘飞机去哥斯达黎加了。"

此刻，我像长了一双翅膀。

飞行途中

哥国是在北美洲，也被称作是美国的后花园，两国间飞行的时间要 6 小时，据说，很多美国人一到假期就到哥国度假。此行，我们的航程是从北京飞到德国法兰克福转机，继而飞到一个小国家经停 2 小时，再飞往哥斯达黎加，整个航程大约是 36 个小时。

此前在国内乘飞机都是短时间的，似乎很享受，可以看蓝天白云，可以享受漂亮空姐的服务，还可以品尝一下飞机上的快餐和饮品。乘机时间最长的一次是俄罗斯之行，大概是 12 个小时，那次长时间飞行的感觉就不太舒服了。

接下来我要有 36 个小时的航行过程，当然，那时已经顾不上想这些了。

来到了德国的法兰克福，身边尽是陌生的面孔，高大的身形，白皙的肤色，宽松而简单的着装，这些老外似乎是旅行归来。我在寻找我的同族们，他们瞬间都没了影，等我和儿子来到机场大门厅处，便被一个头发银白、身材高大的男士给拦住了。随即，我们被引到一边停留等待盘查，看着他人陆续走入大厅，我和儿子被搁置在一边，不懂德语的我们，心里有点惶恐。

接下来，两个机场工作人员将我和儿子的证件逐一细看，然后叽叽咕咕地说了一通，便将我和儿子放行了。

我心里有点不爽，感觉不受尊重，那么多外国人都没有接受盘查，唯独我和儿子，难道就因为我们是中国人？后来有人告诉我，中国人就是被查得仔细些。

几年之后，我儿子学的恰就是德语，人生有些事情真是想不到。

临行前，公司给我们准备了一个纸条，上面写着英汉对照的话语，遇到什么问题和事情，将所带纸条递交给机场工作人员，工作人员就会给你帮助。

先生的工作单位有着 40 多个国家的业务往来，很多工人出国的时候都是这么做的。

当我来到法兰克福机场大厅时，茫然无措，看着忙碌的工作人员和每个工作台，我无从知道是办理什么业务。就连转机也不知道到哪儿办理手续，好在儿子陪同我一起，他用熟练的英语解决了相关问题。

转机待机的时间长达 6 个小时，我和儿子来到候机大厅，此时已是德国的夜晚，人流量也不少，看见一些德国的婴幼儿，可爱得很。那赏心悦目的感觉，让我的疲惫略有减轻。一位年轻的母亲身边有个可爱的小天使，一头栗色的卷发下，有着一双湖蓝色的大眼睛，长长的睫毛上下扇动。一双肉乎乎的小脚，迈着蹒跚的步伐，看见谁都是一张笑脸，当她天使般的眼神和我相遇时，我被震撼了，目光和心都被牵引。这是我连日来，最舒心的一刻了。

夜半来临，候机厅里的人几乎都走光了，唯有我和儿子还在大厅里。白炽灯将大厅的每个角落都照得透亮，干净整洁的大厅，是一排排整齐的座椅，找不到一样多余的东西。冷气越发的足，我冻得浑身冰凉，困乏疲惫，顾不上难看，躺在椅子上了，但太冷而无法入睡。后来，我将行李箱里的衣服全拿出来盖在身上，裙子盖住双腿，睡衣盖住肚子，但还是冷。

就这样，熬到了登机的时刻，我和儿子继续飞。

从法兰克福飞往哥斯达黎加的飞机，比先前的飞机小了很多。我的双腿蜷缩在座位里，时间长了，真是难言的痛苦，也不知人高马大的外国人是怎么受得了的。

飞机上，都是家庭式的外出，父母带着孩子，有的家庭还是几个孩子一起，也有爷爷奶奶跟着的。看不懂的是，好多智障儿童，面部表情怪异，行为举止也不正常。后来才知道，这些外国人都是带着孩子到哥斯达黎加度假，或者是带着智障孩子到哥斯达黎加康复的。

机舱里很闹，外国孩子多了，照样也很吵。

用餐的时间到了，我和儿子都期盼着。

一路上几乎没吃什么东西，肚子里咕噜噜响。服务员送上两块面包，一个是圆形黑咕隆咚的，另一个是面色长条形的。心里想，面包是外国人的主要食物，做得比国内的地道好吃才是。待我猛咬一口那个圆形黑咕隆咚的面包时，我的梦想全破灭了。

那个怪味，是我记忆中没有储存过的。类似于食物变馊了的那种味，强行将那个怪味咽了下去，再也没有吃上第二口。

当我们到达下一个国家经停时，我已经是头昏脑涨、不知所向了。两小时的经停，木然地看着来来往往的异国他族。突然间，瞥见一个黄皮肤黑头发的姑娘，聊天中得知，她是从中国来哥斯达黎加工作的。

此时，我们已在途中度过 30 多个小时了，时差和饥饿劳累，让我疲惫不堪。

很快，我们来到了哥斯达黎加的上空，强烈的阳光将地面上的一切照得非常明亮，大片的绿和大片的水反射着太阳的光芒。离地面更近些，我看见之处都是色彩斑斓的"小汽车"，纵横排列着，强烈的太阳光照得这些色彩尤为炫目。

其实，来到了异域，我们按照常有的思维模式来判断是错误的。这些色彩斑斓的"小汽车"，原来是哥国人们居住的彩色房屋。这个国家是地震频发的地方，所以楼房很少，大多是占地面积很大的平房，平房设计得错落有致，按照功用不同，有好几间。屋顶都是彩色板材，坡度很大，牢固得很。

从北京出发，到达哥国机场，将近 40 个小时。

一个词，苦不堪言。

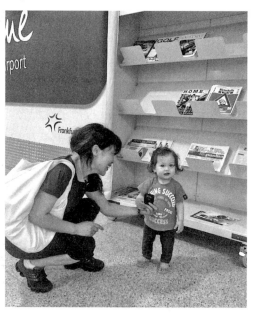

见到了先生

　　下了飞机，见到了公司前来接我们的程书记和翻译小姐王坦。司机载着我们飞驰在首都圣何塞市的马路上，这个城市的单行道特别多，而且大多都是弯道，即便这样，车速仍然很快，不时能听到急刹车的声音。来往的车辆，大多都是城市越野，也有一些皮卡车，也即客货两用车。

　　程书记和颜悦色，亲切地问道："你们是先去住处？还是先去医院看孙总？住处我们早已经为你们安排好了，杨老师住孙总的房间，翔宇住在边上的单间。"

　　"先去医院吧！"我心里想，当然去医院看病人啊！

　　路上我们各自无语，来到医院，直奔重症监护室。

　　先生躺在病床上，身上插满了管子，鼻子上有鼻饲管，脖子上有输液管，胸腔上有吸痰管，体下还有导尿管，右手指上还用夹子夹着，连接着仪器，密切监测着身体的各项状况。先生的右半身已经全部瘫痪，连一个指头都不能动，左手被布条拴在床边上，看着我不解的眼神，边上的翻译小姐说："担心孙总昏迷的时候，乱抓乱拽，有一次他就拔掉了鼻饲管。"

　　先生看见了我和儿子时，眼神里有些激动，但话已经说不清楚，这是心脏衰竭时，缺血性梗死造成的脑神经受损，影响了语言。

　　先生的嘴角，被撕裂了一块，尚未愈合，还未待我细问，翻译说："这是抢救孙总，插入呼吸器时，挣裂了嘴角。"我强忍的泪水，此时顺着脸颊无声地流下。顺手触摸一下先生的额头，滚烫，正在高烧不止。

　　一旁的主治医生，让翻译告诉我，病人的重症肺炎高烧不止，用了各种药物都不能遏制下去，如果再这样高烧下去，随时都有生命危险。现在的治疗方案是手术疗法，在后背沿着肋骨打开，将肺拿出清洗干净，因为肺部的积液和浓痰一直抽不净，这也是高烧不止的原因。

说着，医生将事先准备好的手术签字单，由翻译递给了我。我闻所未闻的"手术疗法"，看着一旁的儿子，再看看话都说不清楚的先生，做决定的还是我。纠结，无奈。我将目光再次转向先生，好在他思维尚且清楚。

"我们签字吗?"我胆怯地问。

"签吧。"先生含糊不清地说。

我已记不清，当时我是怎么签下名字的了。

名字一签，院方立即就准备给先生做手术了。

很快，先生被抬上手术车，程书记和翻译安慰了先生几句，就要带我和儿子回驻地。先生把希望的眼神投向了翻译小姐王坦，也许此时只有翻译才知道手术的具体情况，希望有多大。

至今，仍记得，先生被医护人员推向手术室时，他那无助而渴求的眼神，一直盯着翻译，直至手术车消失在病房的门口。

程书记、翻译、司机带着我和儿子，将要离开医院。

这样就走了? 先生手术时，没有人在病房外等候? 看着大家的意思，好像根本不可能再安排人员在此等候。我很不放心，翻译和主刀医生安慰我说，手术一结束就给我电话。大概三四个小时的时间。我只好忐忑不安地跟着大家离开病房，离开医院，将那个病危的人留在了手术台上，生死未卜。

难熬的一夜

我跟着程书记，来到先生工作单位在圣何塞的驻地，不大的院落，几排很长的平房，居住着上百位来自全国各地的工作人员。除了两个翻译是女性，其他都是清一色的男性。

沿着干净的水泥长廊，来到了先生生病前居住的房间。

一张木床，一张书桌，一个简易的衣物架，还有一些日常的生活用品。先生的手机、钱包、钥匙等零散地放在抽屉里。

房间的后面，是一个简易的卫生间，可以洗浴。只是洗浴间的窗户外面是一大片的墓地，看得我毛骨悚然，临近天黑，从房间里找了一块窗帘布，用钉子将布帘牢牢地钉在窗户的四周，这样便不会再瞥见窗外的一片墓地了。

因为信仰的不同，国外很多城市里，都会有大块的墓地。俄罗斯首都莫斯科就有，而且莫斯科的墓地，还是供游人参观的游览胜地，专门有导游带领参观，听他讲解每个墓地所葬之人的生平事迹。可在圣何塞，孤零零的夜晚，怀揣忐忑不安的心情，再看见这样的一块墓地，我无论如何都不能平静安然。

先生在国内的时候，我曾经多次跟他唠叨，希望他援外的时候，跟着他游历一些地方。今日，我终于来到了他援外的国家，但远远不是我所希望的方式，想到这些，我很凄然。

凄然间，我很不安地在等待。

离开医院来到驻地，已经有两三个小时了，先生的手术是否顺利？

大约又过了 2 个小时，已经是圣何塞的晚间 10 点钟了，劳累了一天的工人们都已经安静地休息了。夜，格外的静，只听见远处汽车的轰鸣声。可我又如何能静下来呢？我在等翻译小姐的电话。

挨过了一个小时，我按捺不住了，拨通了翻译小姐王坦的电话，王坦很客气地跟我说，她来打电话询问一下。过了一会儿，王坦回电了："杨老师，别着急，主刀医生的手机未能接通，估计还在忙。"

我强行将自己按下，躺在床上。

将近 40 个小时的旅途，身体已经很是疲惫，可是此情此景，我又如何能睡着？

夜里 12 点时，翻来覆去的我，只好硬着头皮又拨通了翻译小姐王坦的电话，这个时候，也只有王坦小姐能帮我。她，如黑夜中的一颗明星般。

睡意蒙眬的王坦小姐说："还是没有接到主刀医生的来电，当时说好了的，手术一结束就会来电告知我们的。让我耐心等待。"

看来，我只有再次强行地让自己躺下。

迷迷糊糊地，我梦见了去世的亲人；再迷迷糊糊地，我被噩梦连连惊醒。此时，浑身都是冷汗，想着窗户外的墓地，躺在床上的我都缩成了一团。

都已经是凌晨 4 点了，难道手术还在进行？难道是医生忘了打电话给我们？还是其他？我越想越害怕，孤注一掷了，也没有什么顾忌了，第三次拨通了翻译王坦的手机，王坦说，这就打。

我都听得见自己的心跳了，王坦回复说："医生太累了，刚刚做完手术，累得都忘记打电话了。原定三四个小时的手术，做了 5 个多小时……"后面的话我都不记得了，我知道了先生没有生命危险，心已落地。

其实，后来才知道。那天晚上先生在手术的过程中，大量出血，昏迷过去，医院紧急输血将先生从死亡线上再次抢救过来。所以手术时间那么长，主刀医生也累得筋疲力尽，最后连电话都忘了打。

几年后，先生还开玩笑地说："我的身上流着哥斯达黎加人的血。"

这一夜，刻骨铭心。

"睡眠疗法"

先生开胸洗肺手术后，接下来是3至5天的"睡眠疗法"。

所谓的"睡眠疗法"，是病人大手术之后，为了让病人尽快恢复，减轻手术之后的疼痛，并防止休克，医生采用药物让病人进入睡眠状态的治疗方法。在国内我是从未见过，也从未听说过。接下来的每天上午我只能去重症监护室看一下，透过玻璃看见先生一动不动地睡在病床上，四周的检测仪器闪烁着绿光和红光，护士来来回回在不停地查看仪器并记录相关数据。

生命，此时只能交给哥斯达黎加的医生和护士了。

第三天，公司领导安排了一辆车，并由一位司机全程陪同，带我和儿子去圣何塞的市区逛逛，顺便也到圣何塞城市的周边看看，据说离圣何塞几十公里外，有一处活火山，至今还冒着浓烟。

跟随着孙师傅，我们首先来到了圣何塞的步行街，步行街上人员稀少，偶有三五人缓缓走过。大多数的店铺大门紧闭，只有少数店铺在营业。陪同的孙师傅一拍脑袋，恍然大悟说："哎呀！我忘了今天是周末，大多数商铺是不营业的。当地人凡是双休及节假日都去休闲观光。只有少数人营业，在这少数人中，大多数还都是中国人。"

孙师傅继续介绍道："在这里的中国人都很有钱，开的车大多都是豪车，奔驰、宝马之类，因为中国人很勤奋，并懂得经营之道。而本地人，很注重生活享受，他们有着非常好的生活保障，医疗、上学全都是免费，所以人们不愿意那么辛苦。"我和儿子若有所悟。

就在这时，空旷的步行街上，走来了一支马队，身穿制服、英气逼人的军人骑着一匹匹骏马。有着棕色长鬃的马儿，排着一字长队，从街上穿过。估计是什么节日哦，我和儿子小声地议论着。

继续往前走，看见一群当地人正在排着队，不知道他们为着什么在排队。男女老少都有，但都是一副漫不经心的样子，队伍中，人与人之间隔着老远，有的在玩手机，有的在看着远处望呆，还有的坐在一边的台阶上歇息。整个队伍半天都没有挪动一步，我们来不及细看究竟，带着疑惑继续往前。

不一会儿，来到了步行街的中心广场上。

广场的中心，是个圆形的喷水池，喷水池的中心，高高地矗立着一座青铜雕塑。估计是他们国家或民族的什么伟人，因为那身姿和表情，就告诉了我们，他是一位英雄。

广场上有很多灰色的鸽子，一会飞起，一会落下，和三三两两的游人嬉戏。一位头戴鸭舌帽的老人，坐在广场边的椅子上，眯缝着双眼，任阳光和清风拂面。一位兜售鸽子食物的中年人来到了我们跟前，我拿了几袋鸽食，将哥国的货币摊在手上，让这位中年人拿取，找零。哥国的货币科朗和人民币的比值相差太大，我算不过来，全仰仗别人了。

接下来，我们跟着孙师傅来到了圣何塞最大的市内公园拉萨瓦纳。公园很大，树木参天，林间小道上，三三两两的人在跑步。有很多的体育设施，网球场，足球场等等。一眼望不到边的绿草地上，一群小男生身着球服，在教练的带领下进行训练。这使我想到哥斯达黎加足球为什么踢得好的原因了，足球真正地从娃娃抓起。

公园内，还有多处的湖泊，清凌凌的水面上倒映着绿树红花，偶见垂钓之人。一位爸爸带着儿子在钓鱼，儿子手提爸爸钓的鱼，羞涩地配合着我拍照，并将鱼用双手高高地提起。

走到公园的另一处，远远地看见一幢红色建筑在绿树掩映中，仍露峥嵘。

孙师傅告诉我："这就是中国援建的哥斯达黎加体育场。"我心头一紧，似有不平。我们的工人是这般辛苦付出，远离家人，来到这里，白天黑夜地拼命干活，供这么富裕舒适的哥国人享受。转念，又觉得自己很小家子气。

此时的体育场，已见雏形，基础部分都已建设完毕，非常宏大和气派。这是中国人智慧和汗水的结晶，想到先生为此劳累而倒在医院的病床上，不觉潸然泪下。

离开了圣何塞市区，我们前往哥斯达黎加间歇性爆发的活火山。

和我们一同前往的还有赵总，他负责先生治疗相关工作。一路上，我不时地询问他，先生手术前磁共振检查脑部的结果出来了没有，赵总也不断地电话医院。磁共振结果出来，看看脑部的阴影有无变化，是否减小，事关先生接下来的肢体康复。我的心，一直牵挂着，虽然美景夺目，但心仍不安。

继而，我们的车穿过了中央山脉，经过了葱郁茂密的原始森林，看见了沿途的农庄和牧场。一群群花色的奶牛散落在绿草如茵的山坡上，悠闲地啃食着青草，有的甚至卧在草地上，时不时地啃上一两口，阳光洒落在林间，空气异常清新，据说这里的负氧离子含量极高。孙师傅说，前不久，外交部的领导来到此处，见此情景开玩笑说：愿做哥斯达黎加的一头奶牛！

继续往前，来到了波阿斯活火山脚下，我们停下汽车，步行上山。山道两边，全是植被，雨水冲洗过后，阳光又如此明媚，绿，此时是夺目耀眼。有很多大叶子植物，叫"穷人伞"，真的是硕大如伞，毫不夸张。那各色各样的植物，光洁、干净、柔嫩、明亮，你用眼睛都看不过来了。

离活火山口，越来越近了，海拔也越来越高，温度越来越低。但面对活火山的热情，我还是被震撼了。

活火山是在山间的低洼处，升腾着浓浓的白雾，缭绕升天。中间是一潭深水，色如玉般。景区的隔栏将游客拦在距离活火山口约 500 米，游人恨不得长上翅膀，上前看个究竟。据说这个活火山不时地还在喷发着火热的岩浆，当然这一切都在人们的科学监测范围之内。

往这个活火山的左前方看，远处还有一个更大更高的活火山，名为阿雷那。山顶处，一股股浓雾升起，山的背面是火红的熔岩在流淌。

在我们跟前的这座活火山的右侧，有两处已经沉寂下来的死火山口，多年的积水形成了湖泊，碧蓝的水面，如两块巨大的蓝宝石，镶嵌在这深山老林中。

不知先生的磁共振结果出来了没有，我心牵挂，没有心思在此流连。

于是，我们乘车而回。路上，我请赵总再次电话医院，告知结果还没出来。我的心继续纠结着。

想着那个躺在重症监护室的人，眼前再美的景致，也唤不起我的兴致了。

盼望奥斯卡

先生的"睡眠疗法"，已经是第四天了，我仍然是干巴巴地望着眼前的一切。

听翻译说，先生的主治医生奥斯卡是这个医院里最好的医生，50多岁。是中国驻哥国使馆的参赞出面协调，安排了该医院最好的医生来给先生治疗。

在哥国，每个人每年必须要休假，奥斯卡的休假一拖再拖，按规定必须要在这段时间内休掉。于是，正值先生病危期间，他外出度假了！我就盼望着神奇的奥斯卡先生快点回来，就像盼望大救星一样。

我有太多的问题，需要请教这个主治医生：先生的病因到底是什么？先生的病危因素能否彻底排除？先生的瘫痪何时能恢复？医院相应的治疗措施是什么？

每天晚上，我都在网上查阅有关先生病情的资料。关于脑卒中的发病原因，发病症状，跟进的措施等，越看越害怕。大量的资料表明，卒中病人，越早介入康复，恢复得越好。可先生目前生命体征还未能稳定，何谈康复？我担心时间一长，恢复的程度就会降低，效果也差。我心急如焚。

情急之下，我打电话给集团老总，提出要将先生送往美国救治。得到公司的回复是：病人现在无法乘机去美国，即便是乘机，也是需要一种特殊装备的飞机，才可以排除生命危险。这种专用飞机，飞行一次的费用达到好几百万。现在病人还在抢救的过程中，观察一段时间再说吧。

于是，我又联系了美国的朋友张红，她先生在美国药物研究机构工作，本人是在医院当护士，我将先生的病情详细告知她。张红和她先生分别咨询了相关的医生，并将应对的方案和方法逐一告知我。我也联系了北京的同学和合肥的朋友们，希望他们在当地医院能找到好医生，对于先生的病情有更好的治疗方案。此时，困在哥国的我们是哪儿都去不了，只能搜罗各地好的治疗方法。

再说，一旦好转，我还是想带着先生回国治疗。回国之前，必须联系好医院。

第五天，先生还在轻度的"睡眠疗法"中。

每天清晨，按照集团老总的叮嘱，去驻地供奉观音的案前烧香礼佛，替先生祈祷。然后，沿着驻地的四周跑步，一边跑，一边记住沿途的标记，害怕认不得回来的路。所有的文字标志对于我来说，是没有任何意义的。至今，我都搞不清，我当时居住的地名和道路的名称，甚至连先生医治的医院，也搞不清名称（后来问清楚了，叫墨西哥医院）。

当我感觉快要迷路时，便立即折回头，原路返回。沿途有很多面包店，各类面包做得非常诱人。

每当我横穿马路时，快速行驶的车子立即减速，静等我穿过马路，每每此时，心中一阵温暖。偶见当地的公交车，公交车上人员稀少，他们看见一个外国人在马路上跑步，好奇地透过窗户玻璃望着我，我也抬头看着他们。彼此好奇着。

离驻地不远处，是一个水果市场。

跑完步后，我去那里，榨上一杯鲜果汁，买些当地的水果。哥国地处热带，一年只有两季，热季和雨季。我去的时候恰逢雨季，阳光充足，雨水充沛。所以各类水果，非常香甜。榨上一杯鲜橙汁，新鲜甘甜，折合人民币约6元。再买上几个苹果、蛇果，还有火龙果、荔枝等热带水果。

在等待奥斯卡的日子里，在等待先生睡眠醒来的日子里，我在煎熬中，也在尽可能地寻找一点生活上的乐趣。

再次抢救

　　就在我的期盼中，主治医生奥斯卡度假结束，回到了医院。

　　奥斯卡，鹰一样的眼神，只是更温和些；鹰一样的鼻子，高高地耸着。光着头，白皙的肤色，一身素色休闲着装。典型的白人，儒雅、潇洒，很帅气。

　　他，不时地嚼着口香糖，看见你，便来一个实实在在的大拥抱，初始，我很不自在。后来，也就渐渐习惯了。

　　那天早上，听说先生的"睡眠疗法"即将结束，他将会慢慢地苏醒过来。我期待看见他醒来后，有一个奇迹发生，高烧退去，说话清楚，右半边的身体能够动起来。

　　我在想象着那个美好的一刻。

　　看见主治医生奥斯卡，我首先问他下一步治疗方案是如何进行，特别是病人的进食上如何安排。先生自从生病后，大约半个多月没有进食了，全靠鼻饲。

　　公司的福特车开得很快，十几分钟便来到了墨西哥医院。

　　三步并作两步，我来到了重症监护室的过道上。忽见重症监护室里白影攒动，一群身着白大褂的医生们正围着先生进行抢救，奥斯卡也在其中。我不敢近前，傻傻地靠在过道的墙壁上，只看见几位身强力壮的男医生，正在将呼吸机往先生的嘴里插。原来先生再次呼吸衰竭，需要用呼吸机来帮助呼吸，否则随时都有生命危险。隐约中，看见先生胸部在上下起伏，似乎极力地在和死亡对抗。

　　那一刻，我懵了，双腿无力，眼泪无声地顺着脸颊往下流。

　　不一会儿，抢救结束了。奥斯卡走出重症监护室，看见过道上一旁泪流满面的我，无奈地耸了耸双肩，摊开双手，表示只能如此了。接下来，走到我跟前，轻轻地搂抱我一下，表示安慰。

后来，在先生病情稳定的时候，听先生说过他几次濒临死亡时的感受，人如长了一双翅膀，在高空中飞翔。身体很轻，越飞越高，俯瞰大地。

接下来的几天，先生逐渐平稳，每天上午十时，我可以和儿子前往重症监护室探望一次。晚上也可以再去帮助先生按摩一个小时的身体。先生伴随着呼吸机的一呼一吸，微闭着双眼一动不动。

先生的瘫痪已经十几天了，对此，我忧心如焚。

查资料，得知，瘫痪病人越早进行康复运动，恢复就越有效果，一旦超过一定的时间，就无从康复了。哥国的墨西哥医院似乎很懂我的心情。

翻译王坦小姐告诉我，墨西哥医院的医生说，对于病人的肢体康复，只要在生命体征平稳的情况下，即刻介入进行。接下来，每天都要安排康复医生给先生瘫痪的肢体进行按摩康复，后来，在探望先生的间隙，我和儿子也学习医生的手法，对先生的肢体，进行被动康复运动。

康复师，一方面按照我们国内一样的按摩，另一方面，是利用器物辅助刺激神经，然后再诱导病人意念上做动作，医生辅助病人在意念的作用下做动作。记得那个满脸络腮胡子的康复医生，用梳子来回刷先生的肢体，刺激胳膊上的神经。还用少许的冰块在先生的肢体上擦过，再用梳子往上刷，梳子刷的时候，方向很有讲究，只能朝上。

这次我在重症监护室看见先生时，发现在他瘫痪的右脚上，用了一个类似于脚型的模具，将先生的右脚套在里面并固定住。当时不知道这东西是干什么用的，后来发现先生常常将这个脚型的模具用左脚给蹬掉，估计长时间将脚固定在里面很难受，一开始，看见先生蹬掉了，我便将模具再次给他穿上，后来，反反复复，也就没在意了。

其实，后来在康复的过程中才知道，这个模具是固定脚能勾起来，拉伸跟腱的。如果长时间脚放松，脚尖没有勾起来的话，跟腱就萎缩，功能渐渐失去，练习走路的时候，脚不能正常迈出去，就会造成甩着腿走路，就是我们常见的脑卒中病人走路时的"划圈"。

蹊跷的做法

　　每天上午，我按时来到医院探望。每天晚上，我替先生做完按摩后，再离开医院。每一次都是公司的孙师傅按时接送。

　　恰逢哥斯达黎加雨季，每天上午都是阳光明媚，万里晴空，一到中午 12 点以后，大雨如约而至，瓢泼一般，一直下到晚上。雨季的气温也就 20 多度，下雨的夜晚，显得冷飕飕。每晚 8 点多钟，医院门口冷冷清清，没有了白日的喧闹。我孤零零地坐在门口的过道上，等候孙师傅来接我。每每那时，我的孤寂和无助便涌上心头，有种想哭的感觉。

　　想着晚上回到住处，还要查阅资料，联系相关人士，我便将自己从悲苦中拉了出来。

　　那时，我的手机关机了，为了集中精力，同时也避免亲朋好友的挂牵。只有关机，否则亲朋好友来电，我不知如何说。特别是年迈的父母，如果知道先生的实际状况，会终日牵挂，以泪洗面的。再说，这么远的地方，谁又能帮得了你呢？因此，每天晚上回到住地，我便上网查找资料，同时和国外国内的朋友们联系，咨询如何治疗康复等。

　　有一天上午，我和儿子照例去医院探望，一到病房前，便看见先生正坐在一个硕大的椅子上，身体的左右和后面都用衣物塞得紧紧的。还没容我欢喜一下，便看见先生十分痛苦的表情，他只说了三个字："找医生！"我和儿子，立即去找重症监护室的护士，我叫不出名字，只能在一群人中，寻找那个熟悉面孔的护士。

　　当我看见那个中年女护士的时候，央求她赶快来到先生这里。先生指了指床上，意思是要上床躺着，中年女护士看了看墙上的时钟，一双大眼无奈地望着我，摇了摇头。她用手指头比划着，还差 30 分钟，才到四个小时。一边的医生和儿子用英文交谈着，护士说病人需要坐四个小时才可以上床躺着。说完，立即忙去了。

再一回看先生，那痛苦的表情简直不能再多待一秒钟，否则就是痛苦得要死。先生是一个能忍的人，至此之前，经历过那么多的痛楚，都没见他说过一句丧气话，叫过一次痛。今天，估计他实在是受不了。

我再一次冲到护士那里，请她帮先生弄到床上，可她还是淡定地摇了摇头，一双大眼木然地望着我。我看着这双大眼，如何解释？无从解释，说中文她听不懂，说英文、西文，我又不会。我感觉一股能量从胸中升腾起来了，没有遏制住，于是大叫了起来。

"请你们将病人抬到床上去！他……他……他已经受不了啦！"一屋子的人都望着我，很快一位男护士来了，和儿子一起将先生抬上了病床。

这么一折腾，也差不多四个小时了。

对于正常人，坐四个小时，不是什么难事。而对于一个瘫痪病人，没有了行动能力，一个姿势坐四个小时是如何的痛苦。在我们没有到来之前，先生已经跟护士央求过，可护士不予理睬，因为是按照医生的嘱咐所做的，并没有什么错。

的确，后来接触康复医学时，我才知道，当病人生命体征平稳以后，每天就开始被迫进行一些康复运动。那时的坐，正是在刺激病人的肢体和神经，让肢体和神经在被动的刺激中，产生关联，唤起功能。

我，一想到那天的失态，仍然觉得不好意思。

在哥斯达黎加的几个月内，我没有在公共场合下看见过一起纠纷，包括那种大声的说话都没有。而我一个中国女性，在医院里大叫，这是多么不雅。况且，人家院方也是正常的康复训练。

还有一件让人匪夷所思的事情，就是重症监护室里面的温度一直打得很低，一般都是16度。每天晚上离开医院时，我都替先生要上一件绒毯盖在他的身上，可是第二天上午去探望时，绒毯不见了，只是薄薄的一层白色床单盖在身上，先生浑身冰凉。我再一次跟护士请求，拿来一床绒毯盖上，如此反复几次。护士跟我说，病人还在发烧，必须通过温度调节身体，所以监护室里的温度很低，且只能给病人盖上一层薄薄的床单。

那一段时间，我穿着裙子，膝盖冻得疼痛，后来回国后，和先生一道在针灸医院里治疗。可见，那里人们的观念和生活习惯，的确和我们不一样。也许是人种的不同吧，我看见哥国医院妇产科的产妇，生完孩子的第二天就抱着孩子出院了，脚上趿拉着拖鞋，身着背心和大裤衩。

后期，先生跟我说过，他经常晚上做梦，好冷好冷，就像掉进冰窟窿里一样。

先生的身体在逐渐平稳的过程中，也偶有反复。

有一天上午我去医院探望，那时儿子因为要开学，提前回国了。一进重症监护室，便看见先生一改往日木然的表情，嘴角微微上扬，五官很开，似乎有什么高兴的事情。他一看见我，便说："你从日本回来啦？我看见你在做报告。"我丈二和尚摸不准头脑，继而，他用左手指了指床边，说："这是小花猫，这是小花狗。"我的直觉告诉我，他在说胡话。难道脑子受损了吗？我知道，一旦脑神经受损影响到思维，那么逆转的可能性就小了，这比肢体的康复要难得多。

晚上，回到驻地，我照例找到了公司的程书记。程书记已经习惯了我每晚从医院回来后到他房间里的"汇报"，我的"汇报"就是一把鼻涕、一把眼泪地跟他哭泣、倾诉。程书记将餐巾纸拿到面前，再将垃圾桶拿过来，我便开始了。

"程书记，广泉今天晚上说胡话了，他是不是大脑有问题了，脑神经受损伤了……怎么办啊……"

我把自己的担心一股脑地倒给了程书记，程书记是位六十多岁的长者，非常有耐心、爱心，在我最困难的时候，给了我许多的关爱和帮助。回国几年后，我专程找到这位程书记，表达我对他的感激之情。

将垃圾情绪倒给了程书记，我眼泪一擦，回到了自己所在的房间，开始上网联络并查找资料。如何帮助先生尽快恢复体力？如何帮助瘫痪病人尽快康复？

转入胸内科

先生从重症监护室转入胸内科，是一大进步，意味着生命体征平稳，接下来是治疗康复阶段了。

胸内科，原是两人一房间，考虑到我的陪护，就变成了一人房间，这是哥国人民对我们的友好照顾。哥国的医院，病人是不需要家属陪同的，病人所有的生活护理都有护士全权负责。我们算是特例了。

先生自转入胸内科病房以后，仍然是每天输液。各种药水，我也看不懂，护士说了我也听不懂。仍然是鼻饲，将各种营养品混合，以流质状态通过一根软管由鼻子插入，再输送到胃里。至此，鼻饲时间已有一个多月了。

医生说鼻饲的营养足够病人所需，但我看见先生从原来的壮汉，已经成为一个瘦骨伶仃之人。我急着想让先生吃点、喝点什么，医生和护士反复叮嘱，不可以喂食，说必须通过一种仪器检测后，方可以进食，否则有危险。

脑中风病人，相当一部分都有吞咽困难。有的在饮食时易造成支气管炎；有的甚至危及生命，当食物在吞咽过程中，误入气管，就会造成呼吸困难。

我不敢轻举妄动。

康复师迭亚戈，每天都来帮助先生康复。起始，只是在上下午分别将先生从病床抬到轮椅中坐上 30 分钟左右。接下来，开始帮助先生抬腿、抬胳膊，练习说话。另外，也有一些肢体按摩等。

没几天，先生开始迷迷糊糊地昏睡，从白天睡到黑夜，从黑夜睡到白天，而且呼噜声很大。昏睡的同时，不停地大量出汗。我放下的心又提到嗓子眼了，开始给公司的领导汇报，希望能尽快回国。可是，怎么回呢？

每天看着昏睡的先生，看着窗外湛蓝的天空，再就是看着走廊上人来人往的人们。

摸了摸我随身携带的提包，触到了包里的一支笔，多么亲切而又可爱的笔！我把护士用过的医疗用品包装袋，反过来，在空白处开始写日记。就在那一个星期里，我写下了十来篇有关哥斯达黎加的见闻。

因为先生迷迷糊糊的只是睡，所有的康复计划只能暂停，康复师迭亚戈每天只能给先生被动按摩。从右侧瘫痪的上肢开始，再到下肢。公司为此，每天安排一位小伙子晚上来给先生按摩，我看着小伙子劳累了一天，实在过意不去。后来，我主动要求，此事我来做。

每天早晨，照例是护士给先生刷牙，洗脸，洗澡。

而我，帮助护士打打下手，然后按摩，写日记，望窗外湛蓝的天空和远处连绵的山峦。

哥国的护士，不光是打针、吃药，同时还担任切实的护理工作。每天一丝不苟地给先生做好一切的护理工作。我清楚地记得，两位女护士将先生的身子底下垫上一块厚实的塑料皮，然后用皂液涂抹全身，接下来再用清水清洗，最后用干净的毛巾擦干身体。每每此时，还不需要我帮忙，我将门掩上，坐在过道里等候。

有一次，只有一位女护士来给先生洗澡，她主动要求我给她帮忙。当我随着她给先生洗完澡，更换先生背部伤口的纱布时，我惊呆了！

先生背部，一条一尺多长的伤口，只有部分愈合，还有几寸长的刀口处没有愈合，流着血水。刀口两边的肌肉都裸露着，部分伤口两端表面的皮已经连上了，可是里面的肉还没有愈合，稍微一用力就会挣开。太恐怖了！

我去找医生，医生告知我，因为血糖太高，病人伤口愈合能力很差。

先生虽然整日昏睡，但是我的陪同会给他一些力量，所以每个晚上我都是医院里最后的一位离开的病人家属。

有天晚上，医院的走廊和病房都静悄悄的，护士逐个检查病房后，开启了夜间休息的模式。我也在这静悄悄中，收拾一下，准备离开。

就在我帮先生的被褥往里塞塞时，我看到一个可怕的场景。先生的右臂似乎断了，胳膊和肩膀相连处，骨头离开，皮肤相连。我不敢挪动，四下张望，除了入睡的病人外，不见一位医护人员，先生此时仍然呼呼地睡着。

我在走廊里找个来回，包括病房，不见医护人员。我快速跑到三楼，仍然找不见值班的医护人员，一口气再爬上第四层，恰遇一个中年男医生，我一边比划着，一边拉住他的胳膊往楼下拽。这个男医生从我的神情中已经读懂了一切，快速来到房间，看了先生的胳膊后，立即安排护士将先生送到楼上做检查。原来是先生长期卧床，加上姿势不对，瘫痪的胳膊脱臼了。

太可怕了！

自小我因为怕打针而没有上卫校，卫校可以不选择，可人生是无法选择和逃脱的。后面，果然我又遇到了更大的挑战。

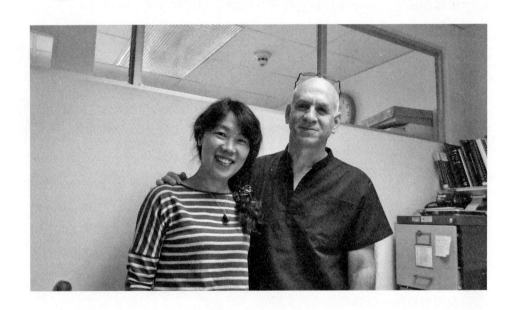

什么时候能吃饭

一周以后，先生算是真正地平稳下来。

我开始琢磨着，什么时候可以拿掉那恼人的鼻饲管，开始吃东西呢？虽然医生告诉我，病人的营养已经够了，但直觉告诉我，能一日三餐正常吃饭，才可以让身体尽快地恢复，继而肢体的康复才有可能。

此时，生病中风瘫痪已经40多天。按照理论上的说法，越早开始主动运动康复，效果越好，如果病人迟迟不能开始主动运动康复，那么三个月后的康复就不如一个月前的康复，半年后的康复就不如三个月前的康复，一年后的康复就不如半年前的康复。

因此，尽快能正常吃饭，恢复体能，继而开始被动、主动运动康复。

我去找主治医生奥斯卡，想请他帮忙尽快安排先生去做相关吞咽检测。那天早上，恰好中国厨师小陈做了面油饼子，我带上一盒给奥斯卡。奥斯卡一看中国美食，当然是喜笑颜开，我看奥斯卡很高兴，顺势提出可不可以让先生做吞咽试验，奥斯卡答应了。

吞咽试验的结果，让我很失望。先生暂时仍然不可进食，继续等待。

康复师迭亚戈继续给先生进行被动运动和主动运动。

每天上午和下午，先生必须在那种有靠背的沙发椅上坐上40分钟左右。然后迭亚戈又帮助先生做抬腿、抬胳膊等动作，一边帮助先生抬起，一边提醒先生自己主动去抬。还将先生推到隔壁的康复室里借助器械做些康复训练。

其实，先生那个时候，右半身还没有一处能动，所以康复基本上都是被动运动，更多是病人的意念在参与运动。有的时候，迭亚戈会神经质地大吼一声，或者是突然之间挠先生的胳肢窝，他说，这样的突然刺激，是唤醒病人的神经系统，便于康复。每次看到迭亚戈的挤眉弄眼、逗猴似的恶作剧，我都忍不住大笑起来，这是我 40 多天来第一次的大笑。

康复结束后，迭亚戈叮嘱我，让先生右手紧握一个塑料泡沫圆球，一直这样握着。先生哪里能握，手指都还不能动，但我知道，他是让先生意念上要有握东西的感觉。

过了两天，康复师迭亚戈又开始了康复训练的新花样，让先生在床上练习坐起。当扶起先生坐在床上的时候，手一松，他便会往后倒下去。迭亚戈数数："1……2……3。"先生坚持到 3 时，便后仰倒下。不一会儿，先生满头大汗。

接下来，我便按照康复师的方法，开始训练先生没有任何辅助的坐起。松开手，开始数数"1、2、3……"最多一次，先生能坚持到 12，然后倒了下去。我们俩都开心地笑了，泪水、汗水交织着流下了面颊。

康复，还是需要体力，先生必须尽快能吃饭。我又去找医生，这次负责我们床位的是一位 30 出头的卷发大眼睛男医生。他一再解释说，现在还没有到时候，不需要做吞咽试验。我再三请求，能不能给我先试一下，他答应第二天来给做吞咽试验。

我满心期待第二天的到来，和先生共同期待那美好的时刻。

心情好了起来，我将从国内带去的"天柱弦月"野茶泡了一小杯，准备喝上一杯家乡茶，缓解我多日来的愁闷。先生闻着了茶香，将目光投向了我，我用调羹舀了一点放进先生干裂的嘴唇里，先生的舒服表情如花一样绽开。后来，先生说："就那一点点茶水，开启了他新生的胃口，有了进食的欲望。"

欣喜，让我忘了危险。偷偷地，避着护士，我接二连三喂了好几次的茶叶水。

接下来，我开始在和护士的交往中，学习西班牙语。

不断地跟护士要杯子、冰块、纱布等，护士看着我每一次的比划，就教我"杯子、冰块、纱布"的发音。我跟着护士的发音，接连不断地重复着"杯子、冰块、纱布"，过了一会儿，再去护士那里拿东西时，嘴巴张了多大，还是忘了"杯子、冰块、纱布"的发音，护士看着我的窘样，哈哈大笑。

我又"发飙"了

先生的日渐恢复和康复训练的进行，急需要加强营养。于是，进食仍然是我最焦急的一件事。鉴于之前先生的几次偷偷喝茶，我确信先生的吞咽已经没有问题，那就意味着可以做吞咽试验了。吞咽试验，是需要在另外一所医院，在一种特殊的仪器上进行的。需要医生提前预约另外一所吞咽试验的医院。

于是，我再次找到那位卷发大眼睛男医生。他，点了点头，答应了，说第二天就带我们去做吞咽试验。

第二天，我起了个大早。照例跑步，榨杯果汁，烧香拜佛。

然后，去大厨那儿，请大厨熬制小米稀饭，让我带到医院去，等先生试验做完后吃上点。大厨一听说先生可以吃稀饭了，高兴地忙开了。那时，公司的领导对我的饮食，包括先生的饮食，一再交代大厨，要什么烧什么。

今天，我们点的是"小米粥"。据说小米粥，最养人，最养病人。

熬制好小米粥，我用保温桶装好，小心翼翼地上路了，孙师傅开车将我送到医院。

一路上，我双手捧着那瓶热乎乎的小米粥。

到了医院，只看见护士在给先生洗漱，不见其他人。不是说要给先生做吞咽试验吗？来到工作台前，我询问着，一位护士用惯用的手势告诉我，等一等。

等来了一个又一个护士，一个又一个医生，唯独没有等来我要找的那位卷发大眼睛男医生。他不是说好了，今天早晨带我们去做吞咽试验吗？我不停地询问着来来往往的医护人员，那位卷发大眼睛医生哪里去了？他们摇了摇头，匆匆走过。

也许他们根本不知道我要干什么？或者说他们根本没听懂我要找谁？当时，我是记得那位卷发大眼睛男医生的名字的，模仿着别人的发音，也许说得不够清楚。

但是，满心的希望，无处着落。温热的小米粥还在保温瓶里，先生还在期待他40多天的第一顿"大餐"。

我在医护人员的工作台前发火了，也不知道说了些什么。哥国的医护人员更不知道我说了些什么，只看见我大着嗓门叫着，于是，一双双大眼凑了上来，温和地劝说着我。哥国人的眼睛都非常大，睫毛长而密，他们大多是西班牙人的后裔。

一双双不解的大眼睛向我忽闪着。

正说着，那位卷发大眼睛男医生匆忙赶来，向我解释，大意是在忙什么其他急事。另外告诉我吞咽试验没有预约上，别着急，明天继续预约。然后，慢慢地跟我叙说着"绿色理念"。哥斯达黎加到处是绿色，人们的生活也倡导绿色生活，遇事不要生气，要有很好的平和心态，就像这大自然的绿色一样。他用英语跟我说着这些精神层面的话题，我只能根据其中的几个单词，猜想着大概就是这个意思。

他，还真把我说通了，最后我们两个还来个拥抱，不知道谁当时给我和这位卷发大眼睛医生还拍了一张照片。

第二天，吞咽试验预约成功了。

墨西哥医院安排的救护车将先生送到了那家吞咽试验的医院，我跟着孙师傅的车子同时也来到这所医院。吞咽试验需要病人半躺在一个圆形大板上，上面有种仪器在做监测。先生因为瘫痪无从固定在大板上，颇费了一番周折，好几个男护士一起帮忙，终于将吞咽试验完成。

我在室外等候，看见当地很多居民前来排队就诊，人来人往。一位父亲手提一个篮子，篮子的两头各放着一个娃娃，大概七八个月的婴儿。双胞胎，金发碧眼，肉乎乎的身体，手脚在空中挥舞着。我正看得入神，那边的护士呼喊着，我急忙赶到吞咽试验室。

检测的结果是：先生可以吃流质了！

哥国的慢生活

从生病到检测结果出来可以吃流质了，整整两个月的时间，这两个月内先生基本上是靠输液和鼻饲来维持生命的。

可以吃流质了，意味着一个生命体开始走向活力了。

墨西哥医院通知我们第二天转院，有点突然，也有点好奇。又要到一个什么样的医院，进行怎样的治疗和康复呢？

翻译董睿小姐（自此，陪同我们的翻译换为董睿小姐了。）跟我介绍道："我们要转入哥斯达黎加最大的康复医院，进行康复。这个康复医院，环境优美，康复医学先进，世界各地每年都有很多人来到这里康复、度假。"

听罢，我满心期待。

第二天，一大早，收拾停当的我们在司机孙师傅、翻译董睿小姐和医院的一位跟班护士的陪同下，跟随着医院的救护车来到了哥斯达黎加康复中心。

果不其然，这个康复中心占地面积很大，绿草如茵，鲜花盛开，大厅过道干净明亮，各色人等，来来往往。我看见了很多来自各个国家的智障、体障的成人和孩子，在家人的陪同下前来康复治疗。

候诊室里，挨挨挤挤，使我想起了在合肥看病时的情景。只是在这无数张面孔中，我寻找不到一张和我们一样的黄色面孔。

检查手续很多，我们依次等待进行，先生躺在手推病床上，被我们推来推去，他鼻子上还拖着一根软管，那是之前鼻饲时所使用的，希望今天能够拿掉。

每个检查之间，都需要等候很长时间，哥斯达黎加是个真正慢生活的国家。先生介绍过，哥国的一幢大楼要盖上 5 年，在中国 5 个月就能搞定。我在驻地附近，就看见一个路边的排水沟，三四个工人一直修了四五天。每天早上我去水果市场时，就可以看见他们漫不经心地干着，一个蹲在地上望呆，一个拿着抹布往刚刚铺上的水泥路上滴水，一滴一滴的，像是儿童在玩耍。还有一个弯着腰，拿着砌刀在水泥面上慢慢地来回刮着、抹着。

慢生活，是哥国人倡导的生活理念，可是对于办事来说，效率有时又很低。

从早上到中午 12 点，我们的检测还没有结束，先生那长长的软管还没有摘掉，他从昨晚到现在，一滴水都没输入，他一声不吭地躺在手推床上，被我们推来推去。

我再次请翻译董睿咨询一下，何时能检查完，办理入院手续。哥国人习惯性的手势，"Waiting for it！"我们耐着性子等到中午约 1 点钟的时候，得到的消息是，病人还不能转入康复医院，需要过几天才可以。

瞬间，我就懵了。天啦！为什么不早些告诉我们？

于是，我们又开始了等待，等墨西哥医院的救护车来将先生送回医院。左等、右等不见救护车，陪同来的董睿和孙师傅都回驻地去了，不知怎么回事，电话又联系不上他们。我和躺在手推床上的先生，干巴巴地在大厅里张望着，大约等了一个小时左右仍然不见来人。陪同来的跟班护士，我们无法对话言语，但她一直很耐心地在一旁等待。

先生已经是大半天没有进水，我担心他会休克。蜷缩在病床上的他，只剩下一把把了，估计他这时也无力说话了。

我有种无望的感觉在升腾，我需要帮助。"Help me！"

满眼都是外国人，而且都是说西班牙语的外国人，我仅仅会的几句英语也无法派上用场。就在我四处寻觅时，大厅门口出现一位中国小伙子，不错，完完全全的中国人！我一个箭步冲上前去。

"您好！请帮帮我，好吗？"

"好的，您有什么事？稍等一下可以吗？我去那边将爷爷送进病房后就回来帮您。"

"好！好！好！"

一线希望却将我的心填满了，窗外的鸡冠花在阳光的照射下，发出耀眼的光芒。我心花怒放。

这个小伙子，其实是来哥国生活的中国台湾人，他和他的妈妈谢女士，后来给了我们诸多的帮助，他们是我生命中的贵人。如果有可能，我和先生想再次去哥斯达黎加，专程看望这一家人。

小伙子不一会儿来到了大厅，了解情况后，告诉我，哥国人做事就是很慢，别着急，救护车肯定会来的。虽然慢，但哥国人很守规定。小伙子留下他的电话，让我有什么事电话他。

就在这时，公司的孙师傅开车来了。

我立即决定，把先生抬到车子的后座位上躺着，送回墨西哥医院。可陪同来的护士不愿意了，她摇了摇头，一双大眼狐疑地望着我。我坚持着要孙师傅将先生送回墨西哥医院，护士坚持着要等医院的救护车。此时，已是哥国下午2点30分了。

我心里窝着等待中的怨气，加上担心先生会脱水，拼了命地将病床往外拉，护士也拼了命地将病床往里拉。两个女人在大厅里僵持着，一旁的孙师傅手足无措。

此时，救护车出现了。

慢啊！哥国人慢得深入骨髓。

真正的康复开始了

第二次办理转入哥国的康复医院时，很顺利。

从此，完全意义上的康复训练开始了。

医院对于先生脑部的磁共振检查结果出来了，脑桥部位的阴影有所减小，这意味着脑神经的生长和代偿在逐渐形成，有利于病人瘫痪一侧运动功能的恢复。

从病发到完全进行康复，中间经过了 2 个月，理论意义上的最好康复时机已经错过。第三个月开始康复虽然滞后了一些，但仍然是康复的好时机。我和先生查阅了大量的资料，也咨询了国内外的专家，充分认识到这些以后，我们所能做的就是全力以赴进行康复训练。

哥国的康复医院，南来北往的人都有，各种身体状况来康复的也都有。每当看到那些智障残疾儿童，在父母亲人的陪同下来进行康复时，我觉得拥有一个健康的孩子是多么的幸福。

病房是一个两人间，已经有一位当地的病人住在里面了，这是一位 50 多岁的半大老头，满脸的皱纹，一双大眼深陷。他一看见我们来到了病房和他同室，高兴得嘴巴合不拢。他几天以后就要出院了，家里有妻子和四个儿女期盼着他，目前他的肢体已经完全康复，心情特别好。

他说，大约一个月前，他突然发病，右半边的身体瘫痪了。到了康复医院以后开始康复，首先是下半身肢体能动，继而能走，现在上半身肢体也已经完全康复了。他一边用手势比划着告诉我们，一边上下摆动着双手，那高兴劲无与伦比。

几天以后，这个半大老头，将他康复期间所有的塑料软球、橡皮带等都留给我们。我们连声道谢，他将康复的希望留给了我们，给了我们极大的鼓励。

此时，先生还只能吃流质，医院每日三餐定时送来了土豆泥、南瓜泥等流质食物，上午下午还配送了牛奶、咖啡、水果等。

哥国的牛奶和咖啡，真是好喝！牛奶鲜美、醇香，搁置一小会儿，杯子上便凝结一层厚厚的奶皮；而咖啡更是满屋飘香，小啜一口，口腔中便溢满醇厚的香味。哥国的医院，在人口流动多的地方，都会有咖啡供应，人们喝杯咖啡，就像我们喝杯水一样方便。咖啡都是现磨现调，味道好极了，一大杯浓香的咖啡也就人民币 6 元。所以，在康复医院里，到处流动着咖啡的香味，也到处可以看见端着咖啡，不停呷上一口的人们。

转进康复医院体检时，先生的体重为 105 斤，之前是 160 斤的胖子，一场疾病让他变得瘦骨嶙峋。所以，体质急待恢复，才可以进行康复。

这时，我想起了上次认识的那个中国台湾小伙子，他的外公也在这家康复医院，我准备问问他可以从哪儿买到营养品。小伙子名叫安迪，他的妈妈姓谢，我称作谢姐姐。他们给我买来了很多营养品，还送给了我一些鹿茸打成的粉。我每天早晨放些许的鹿茸粉在先生的舌苔下方，然后让他含服下去，这样有利于脑卒中病人的神经恢复。

我如获至宝，也万分感激。

这是谢姐姐的妹妹从台湾寄来给她瘫痪的老爸爸使用的。他们把这么贵重的东西给了我们，真是菩萨心肠。后来，我联系了国内医药界的朋友给我从国内寄来一部分鹿茸粉，我加倍送了一份给谢姐姐。

第一天的上午，康复师来病房做了体能检测，并根据先生的身体情况，制定了一周的康复计划。每天的上午都是康复师来到病房给先生进行被动的肢体康复，康复师帮助先生抬起胳膊和腿，先生在意念上做出相应的动作。然后是康复师让先生用手抓球、捏球，所谓的抓、捏，都是一种意念而已，先生的手心放了一个塑料球。其次，让先生练习在床沿上坐起来，不需要任何支撑地坐着，通常先生坚持不到几分钟就会倒下。最后，坐累了，就半躺在床上，练习读书，让舌头、喉咙都运动起来。

每个半天，康复师带领先生做过的康复动作，我都会在先生休息一会以后，陪他反复地加以练习，我们只有加倍练习，才有可能弥补之前病重卧床不起时的损失。

一周以后，我照例一大早赶到病房。护士刚刚给先生洗过澡，我拿起裤子正准备往先生那条患腿上套，突然，先生的右腿抬了起来主动配合。一瞬间，我又懵了！定了定神，果然是那条患腿，先生的右腿能抬起来了！窗外的朝阳正好从东边的窗户射到病房了，刹那间，整个病房都亮堂起来了。

这只是开始。

快乐，从此不断地降临。

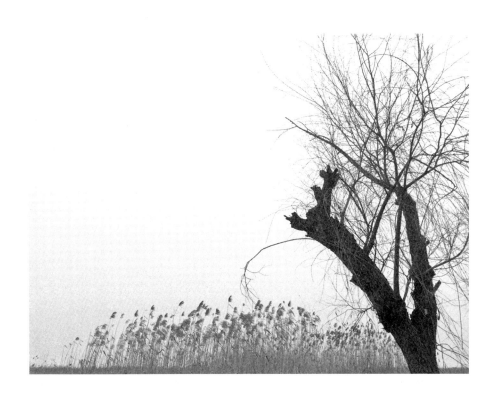

富兰克林·李

没两天，病房里又来了一位病友，他的名字叫富兰克林·李，70 岁左右的年纪。圆圆的脸庞，面容平静慈祥，一双蓝眼睛里透着一种荫翳。他也是高血压引起的脑卒中，左边肢体瘫痪。富兰克林·李是被儿子和儿媳送到病房的，儿子和儿媳小声细语和他交代了些什么，然后就离开了。

哥国康复医院的病人都是不需要家属的陪同和照料的，所有的生活和康复都是由医院的护士和康复师来完成的。

富兰克林·李的儿子长得高大帅气，有点费翔的模样。据富兰克林后来介绍，他的父亲是中国人，母亲是哥斯达黎加人，所以他的名字姓李，父亲的祖籍是中国的福建。

我问富兰克林："你去过中国吗?"

他很黯然地回答："我只知道故宫、长城，但是我没去过中国。我的父亲死后，也没能回到中国，就安葬在哥斯达黎加。"

我突然想到先生公司驻地后面的那一片墓地。

我和富兰克林的交流，也都是用手势比划和零零散散的英语短句，甚至就是一个单词，我们每一天都是在这样的方式下交流的。

每当护士送餐，没能及时帮助富兰克林做好用餐准备时。富兰克林就用手势告诉我，把他的床摇到什么位置，再帮他围上餐巾，最后将饭菜放在他胸前合适的矮桌上，他就用那只健康的手开始用餐了。吃完以后，他让我帮忙给他喝上汤汁和咖啡后，再收拾完餐具，摇低床头让他躺下。每次做完这些，富兰克林都要说谢谢，或者向我摆摆手，只是我一直未见过他的笑。

先生吃流质的时候，基本上是我喂食，他身体虚弱得尚不能坐起来，左手的力量也不够。每次喂食时，我就像喂食一个孩子一样。当然，看着他大口大口地吃东西的情形，也很过瘾。

有一次，在喂土豆泥的间隙时，他说："你就像我的妈妈一样，我好了以后，一定要对你好！"我听了先生的话，觉得他更像一个孩子一样。我心中想：你不是一直对我很好吗？

也许有人认为我贤淑，可我自认为，我从来就不是一位贤淑的女性。

但是当我面对一个遭受如此大的摧残、甚至是将要消亡的生命时，本能冲动会让我不顾一切去挽救并保护他。面对先生连日来遭受的痛苦和折磨，我觉得他好可怜，这种对于生命的同情和怜悯，超越了所有。

这也是我后来放下一切，全力以赴帮助他康复的一个根本原因吧。

此时，先生的胃口渐好，我将驻地大厨做的排骨面条悄悄地带到病房来给他吃，先生吃得真香。偷偷地吃，更香。我们不敢给护士看见，否则会被没收还要挨批评。因为医院规定只给吃流质，并且每餐由医院配备提供。为此，我还做出了一些欺骗门口保安的做法。每次进入医院时，保安都要检查我所带的东西里有没有食物，我说没有。保安指了指我手中的保温桶，我说："Hot water."外国人知道中国人要喝热水，每天我确实也要带上一瓶开水来到医院。他们对此觉得不可思议。

就这样，我骗过了一次又一次。

没两天，先生又通过了康复医院吞咽方面的一系列检查，比如可以喝水，吃常人吃的米饭等，医生宣布先生可以正式吃饭了。自此，距离先生生病时已经是2个半月了。我也不用再鬼鬼祟祟地偷偷带食物进医院了。

后来回国以后，先生的血糖和血压又回到了正常值范围之内，我内心一直在猜测着，是不是这两个多月的断食，将他身体内的血管和内脏完全清洗了的缘故。古代，很多人的辟谷疗法，似同此理。

能正式吃饭了！我在心中欢呼着。

中午护士送餐时，送来的是一个很大的盘餐，一份炒米饭，边上有一块鸡胸脯肉，还有土豆和花菜，先生看到这些眼睛都亮了。

哥国的米饭，乍一吃，难以下咽，似半生不熟，然后放了各种调料相拌。饭都是一粒一粒并且不相连，长长细细的饭粒，很硬。医院的护工告诉我，哥国人煮饭时，烧开后便将米粒捞出来，再放进锅里炒熟，放上调料。后来先生快出院的时候，我居然爱上了这种米饭，现在只能在记忆中回味了。

哥国的烧鸡，我们只见鸡胸脯肉，没有看见过脖颈、膀子、鸡爪，更没有看见过鸡杂。有一次去当地的麦当劳吃快餐，倒是发现有鸡翅和鸡腿，味道很好。哥国的人个个都很健壮，女的一到中年，都很肥胖，那身形不亚于俄罗斯大妈。

　　我在国内，算是中等身形，到了哥国的人群中，居然显得很小巧。到当地的 ZARA 专卖店买衣服，都只能穿小号的。

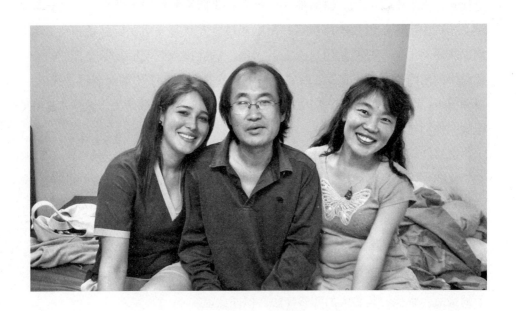

系统的康复训练

来康复医院第二周的下半周开始，先生每天上午和下午必须到康复医院的康复室去进行康复。大多数的病人都是由护工送到康复室康复，完了以后再被送回病房。先生每次都是我用轮椅推着去，推着回。如何将先生从病床挪到轮椅上，需要力气，还需要技巧，在护工的帮助下，我已经熟练掌握。

每天上午进行康复的是上肢，负责先生康复的医师叫玛迪丽，褐色的皮肤，油光发亮，一双大眼睛里黑亮的眼珠，熠熠生辉。我有时傻傻地想，如果在晚上，一定远远地如探照灯般地射出光束来。她身形娇小玲珑，这在哥斯达黎加极为少见。

玛迪丽带领两位助手，先让先生将不能动的右臂缚在一个滚动的器具上，让身体前后运动带动右手臂的前后运动。接下来，拿掉器具，给了一堆橡皮泥，堆在桌子上，让先生用不能动的右手反复揉捻。可以想象得出，不能动的手像橡皮泥一样没有筋骨，两堆橡皮泥互相揉搓会是怎样费力。先生豆大的汗珠往下滚，一边的助手扯下餐巾纸给先生擦去汗水，并鼓励说："加油！加油！"

玩完了橡皮泥，先生又被推到一个更大的器械跟前，这是依据滚轮的运动原理设计的，让双臂在空中 360 度转动，从而让患侧的大臂运动幅度打开。玛迪丽和助手先将先生的右臂绑缚在器械上，然后让好的左臂推动滚轮开始360 度转动，患侧也一同跟着一起转动，远远看着，似乎是双臂在一起推动滚轮 360 度转动。

不一会儿，先生的衣服就湿透了。他仍然一声不吭地继续着，使出了吃奶的力气。

我不断地扯下墙壁上的餐巾纸，给先生擦汗。康复师玛迪丽闪烁着大眼睛，投来了赞许的目光。边上的两位助手拍手鼓掌，表示鼓励。

哥国的医院，每一个公共场所的墙壁上都会有一个大滚筒似的纸筒，纸筒内的纸都有切割好的虚线，轻轻一扯便可扯下一张。我不知道该怎么称呼这种纸，叫餐巾纸，好像窄化了它的功能；叫手纸，又让人产生误解，反正就是供人使用的卫生纸吧。

纸张厚实、柔软，颜色自然，不像国内的餐巾纸那样白。哥国倡导绿色环保，这种纸张不像国内使用的餐巾纸经过漂白加工，它更加自然、环保、健康。还有，哥斯达黎加到处都是绿色，树木极多，所以纸张使用起来似乎非常率性。

在先生稍事休息一会儿后，玛迪丽让先生再做些简单的动作，用左手将右手拿起，将手臂高高地举过头顶，反复进行，直到没有了力气。先生非常听话，真的是练到没有了一丝的力气后才停下。康复结束之后，我便推着浑身湿透了的先生回病房休息了。

走到弥漫着咖啡香味的过道处，我们要了两杯未加糖的咖啡，轻啜慢品，感受大自然馈赠的美味，觉得身心一阵轻松。穿堂而过的凉风，将我们之前的忧郁带走了些许。我轻轻地舒了一口气。

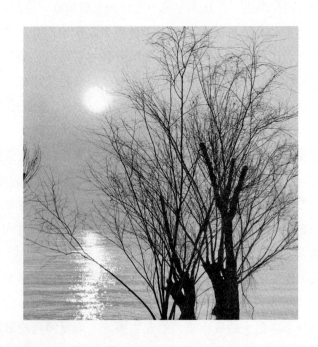

三月才知阳光味

进入正常的康复训练程序后，我急切的心情，稍微平复了一些。

阳光好的日子里，康复训练结束后，我用轮椅将先生推到康复医院的院子里。很大的院落，绿草如茵，各种树木花草葱郁繁茂。橘子缀满枝头，各种我叫不出名字的花儿灿烂绽放，几只小松鼠在林间草地上窜来窜去，甩动着蓬松的大尾巴。

我和先生，被这自然的美景所吸引，忘却了一切。

我在花间摆着各种各样的姿势，让先生帮我拍照。先生很费劲，左手拿起相机，揿动快门的力量还不够，好几张照片拍下来后，都是歪的。"歪好，歪好"吧。

哥国离赤道很近，阳光和紫外线照射都非常强烈。连日来，空调房让我的膝关节隐隐作痛，我半躺在草地上，头戴遮阳帽，把双腿完全暴露在阳光下，不一会儿，热热的、酥酥的感觉布满全腿，阳光似乎都刺进骨髓里去了。

阳光下的先生，显得很虚弱，蔫蔫病态样。

稀疏的头发，纤细发黄，黄白的皮肤，松懈的面庞。强烈的阳光，刺得他本来就很小的双眼眯缝着。可他浑身的每一个细胞似乎都在被强烈的阳光激发着，生命力正在集聚，将被重新焕发。

此时，谢姐姐也在医院里服侍她瘫痪的老父亲。

我和谢姐姐忙好时，便互相串门，交流心情。到哥国的时候，所带衣服有限，谢姐姐给我送来了衣服，那是她在台湾的妹妹送她的衣服，她又转送给我。哥国的雨季，每天下午都是暴雨如注，湿度特别大。谢姐姐每天都将熬好的红豆薏仁汤带来给我喝，她是一家之主，该是怎样忙碌，却又这样细心。

十几年前，谢姐姐一家从中国台湾来到哥斯达黎加，但几年后她丈夫因为突发疾病就离开了他们。谢姐姐带着女儿、儿子还有父母，在哥国坚强地生活着。后来她的女儿嫁给了哥国的一个小伙子，同时添了个外孙，家里又多了两口人。在哥国，女儿结婚后，男方是住到女方家里的。

　　如今，谢姐姐的老父亲心肌梗死，造成半身瘫痪，老父亲身形高大，还很胖。每次谢姐姐给老父亲做康复和洗澡时，都累得满脸涨红、满头大汗。

　　最惬意的时刻，便是我和谢姐姐同时来到这绿草如茵的大院子里，看着满眼的绿色，听任清风拂面，喝着谢姐姐精心熬制的红豆薏仁米汤的时候。

　　这样的时刻有种度假的感觉。

　　在康复医院里，阳光般的感觉不时地涌来。

　　医生、护工都是那样耐心、真诚地帮助每一个病人。所以，这里的康复病人都是独自一人待在医院里，生活及康复全部交给了医院。

　　每天早晨，都是护工给病人刷牙、洗澡，包括剃胡子。大多数都是男护工，估计是护理这类的病人需要力气，但也有女士。

　　那一天早晨，当我照例来到了病房时，就看见一位哥国的女护工正在给先生洗澡，先生那时洗澡已经是坐在轮椅上洗淋浴了，远比之前在墨西哥医院的干洗要舒服得多。乍一看见，我也吃了一惊，女护工也就30岁左右吧，长得很壮实，一看就是很能干的样子。

　　当然，这是我的少见多怪而已。在医院里，医患之间的性别有时候都被忽略不计了。

下肢的康复

康复计划制定是上午 9 点康复训练上肢，下午 2 点半开始，康复训练下肢。

我用轮椅推着先生来到了下肢康复训练中心。这里面积很大，分为不同的区域，不同区域分别是不同类型的训练，不同类型的训练都有康复师的指导，很多病人正在康复师的指导下进行康复训练。

负责先生下肢康复的康复师，名叫狄亚娜，一头金发挽于脑后，一双碧眼很大很亮，皮肤白皙。她常常是一张笑脸，而且笑得很灿烂，深得先生的喜爱。

在一个月的康复过程中，狄亚娜都是和声细语、笑意盈盈，对先生如此，对其他病人也是如此。她，如上天送来人间的康复天使。

有的病人不配合，她柔声相劝；有的病人呕吐，她从不嫌弃；有的病人进展缓慢，她总是耐心地帮助，并叮嘱说："你休息一会儿，我马上再来。"每次陪先生康复时，我看见狄亚娜没有一时停息，她在病人间不停地走来走去，弯腰蹲下帮助病人，甚至跪在地上服务于病人。

有一次，我因事没有陪同，先生的鞋子没有来得及脱下，她便跪在地面上帮助先生解鞋带、脱鞋、脱袜，康复结束后再次跪在地面上帮助先生穿袜、穿鞋。有时候，很多事情因为言语交流不便，她就直接代替我们做了。

先生的下肢康复，依然是抬腿、提脚，缚上沙袋再练习抬腿、抬脚。然后是躺在垫子上，练习抬腿、勾脚。每一个动作要反复做上 3 组，每组动作要做到 20 个。看似简单的动作，康复病人做起来难度相当大，连续 3 组做下来，很多病人都是汗流浃背、气喘吁吁。

经过日复一日的训练，腿部动作逐渐恢复，腿部力量逐渐增强。接下来，狄亚娜女士要让先生练习站立。哥国康复医院所有的动作训练都是逐渐推进，并且还有相应的器械辅助。

当时，狄亚娜将先生推到平行的两个栏杆之间，然后让先生双手扶着栏杆，借助于左手臂的力量将身体撑起，继而右臂右手辅助着支撑和平衡，双腿一用力，先生站起来了！

豆大的汗珠滚落，泪水和汗水交织。这一刻，他拼了三个月的时间，终于站起来了。我和狄亚娜击掌庆贺，阳光透过落地玻璃窗射进大厅，整个康复大厅瞬间也明亮起来。

站起来，坐下去，再站起来。虽然接下来的挑战又在面前，但我们已经是乘胜追击般的感觉了。

这个动作，需要病人在坐稳的前提下，双腿和身上有种综合的爆发力，才可以站立起来，同时也是平衡的训练。

我只知道先生的肢体瘫痪了，并不知道平衡感受到了影响，此时，才逐渐明白。后期回国之后，试骑自行车才完全明白，平衡感也需要重新建立。

回到病房，我们反复练习站立、坐下，站立、坐下，直到精疲力竭。

第二周康复结束后，负责床位的主治医生给先生做了详细的测评，然后制定出下一周的康复计划。我和先生期待着下一周又一个重新的开始，希望满满。

与此同时，我开始给家里的亲人打电话，告知他们先生一切都在朝好的方向发展。同时，也给一直关心我的领导和好朋友打电话，告诉他们不要牵挂，先生正在很好地恢复。想起先生在墨西哥医院病危期间，我对家人封锁了消息，对领导和好友的来电，我也唯有哭泣。如今，那充满阴霾的日子，逐渐远去。

康复的日子，每天充满希望，正如哥国雨季时，每日上午的灿烂阳光。

惊慌的护士

在这期间，还发生了一件匪夷所思的事情，至今仍然如在目前。

先生处于平稳而健康的康复阶段，我紧张的心稍微平复了些。那天晚上，我将先生收拾停当后，就来到了康复医院病房前的大厅里散散心，恰好看见谢姐姐的儿子安迪也在大厅，随即，我俩亲切地交流起来。我们从台湾谈到大陆，从民俗谈到文化，越谈越投机，以至于门口的几个保安，也前来一起凑热闹。

正在我们交谈得热火朝天时，突然听见身后传来护士急切的呼喊声。回眸一看，这位中年女护士急急忙忙地往大厅这里赶，因为急而快，她胖胖的身体一歪一歪地跑动着，急切的目光显然是投向了我。

她一边叽里呱啦地说着什么，一边用手指指病房，又指向我。我顿时紧张起来，先生又怎么了？心，一下子提到嗓子眼了。边上的安迪和保安听懂了大概，原来是先生看见我这么长时间没有回去，在病房里大叫，哇哇大哭。说我到外面去了很久，被坏人抢走了，他没有办法去找我，让医院帮忙找人。

我快速跑回病房，远远地听见先生的叫喊声，这是三个月来第一次看见先生的哭喊。

我很感慨。此时，先生真可怜，他像孩子一般。

当一个人处于困境时，是多么可怜！康复医院的护工和保安们根本不知道，他们萨瓦拉公园里宏伟漂亮的体育馆，就是这个可怜的病人负责盖起来的。

他，一个失去自由的病人。我，就是他通往外界的助手。疾病，将我们的生命连接在一起。

夫妻，更多意义上，也许就是共患难的吧，我默然地想。

新的开始

　　床位医生根据前两周的康复情况，制定了新一轮康复计划，第三周开始了。

　　先生上午照例来到了上肢康复室，玛迪丽忽闪的一双大眼睛望着我们，有着激励，有着期冀。她将先生带到一盘布满天平砝码的桌子前，这是一种很小的天平砝码，一行行排列在盘子上，按照从轻到重依次排列。玛迪丽示范了一下，用食指和大拇指拿起天平砝码，从轻到重，然后示意先生照样子进行。

　　先生比较轻松地拿下了第一行较轻的天平砝码，接下来努力地拿下第二行稍重一些的砝码。第三行更重一些的砝码，先生停了下来，望了望，玛迪丽和助手们在一旁看着先生，鼓掌希望先生继续。我扯了一块餐巾纸，帮先生擦去脸上的汗水。

　　先生顿了顿，继续用食指和大拇指努力地拿去第三行的砝码，每拿一个，都非常艰难，每个砝码的重量应该在 2 两左右。七八个月的婴儿抓起来，应该都不成问题，可对于一个肢体康复的人来说，是如此的困难。眼看着，只剩下最后几个了，先生已经是使尽所有的力气了，整个身体都是歪着的，因为手臂和手指没有力量，他似乎整个身体都在使劲。

　　玛迪丽看此情景，示意停下。但先生不愿意，只见他咬紧嘴唇，继续拼劲，又拿下两个砝码。剩下最后一个了，先生身上的蓝色病服都已湿透，颜色由浅蓝变成深蓝的了。

　　我也在一边狠狠地使劲，肌肉紧张，心情激动。但是看着先生这般辛苦，也不忍心。

　　我说："算了吧，这个就留下，过一会儿再拿吧。"

先生像是没听见似的，他稍停一下，再次力量爆发，终将最后一个天平砝码拿下。康复室里爆发出一阵雷鸣般的掌声。和哥国的病友相比较，先生算是很刻苦的一位，进步也非常快，常常受到康复师和病友们的表扬。

很显然，第三周的康复从一开始的大动作的康复转向了细小动作的康复。

接下来，玛迪丽拿来了很多的夹子，还有一根很长的细杆子，她将细杆子高高地树立在先生的面前。玛迪丽示范一下，把夹子从低处夹在杆子上，依次往上。

先生开始了，他一声不吭地把夹子从杆子的低处一直夹到最高处，中间不露缝隙，是一个实实在在的劳动者。玛迪丽竖起了大拇指，然后示意先生，再将夹子从高处，一个一个地拿下来，先生照样子完成。这样一个个夹子，从第一个开始夹，夹满杆子，再一个个地拿下，先生又是一身大汗。

第三项，是捡玻璃珠子，将玻璃珠子从一个盆里捡往另一个空盆里，而且是一个一个地捡。捡完一次为一组，每次三组。

第四项，是双手合作将一个橡皮彩带拉伸后再松回，再拉伸，再松回。如此循环往复，每次三组，每组 20 次。

上午两个小时的时间很快，眼看快要结束了。稍微休息一会儿后，玛迪丽来了个最后的挑战，拿来一个重约一斤的小哑铃，让先生试试能否用手握起来，看起来很好玩的小哑铃，似是儿童的玩具。

先生充满信心地去拿，但小哑铃纹丝不动，似有千斤，任先生攒足了气力，仍然拿它不起。一斤重的小哑铃，打败了一个正值壮年的男人。

康复之路，仍漫漫……

不见 "划圈者"

康复医院，每天都是人来人往。

好了的病人出院回家了，生病的人又来了，在这人来人往中，我没有看见一例手和胳膊缩在一起而不能伸展的患者，也没有看见一例走路时划着圈的人。这是什么原因呢？至少不是人种的差异吧。

我的猜测是，北美洲的医疗观念、方法和我们国内还是有着很大的差异。

脑卒中病人的肢体康复，介入很早。这使我回想起先生还在重症监护室的时候，就有专门的康复师每天定时去做康复，包括转入胸内科的时候，也有专门的康复师，按时来进行康复。

其次，这里的康复理念注重主动运动和被动运动相结合，在病人不能动的时候，主要是被动运动；当病人逐渐能动的时候，主要是主动运动的康复方式。不论是被动运动，还是主动运动，每一天的康复都是有计划、按照要求来完成的。

第三，哥国的康复医院，设施很全，医疗人员和护理人员都很专业，具备一定的耐心、爱心，还具备先进的康复理念和方法。先生来康复医院不到20天的时间内，发生了巨大的变化，从不能坐，到能坐；从不能站，到能站；从不能进食到能正常吃饭；从手指头都不能动，到可以用手指拿东西了。

这些理念和方法，使得哥国的病人能在第一时间得到及时的康复，并能得到最大可能性的康复。没有延误，也没有滞后。

这也许就是我没有看到手和胳膊缩在一起而不能伸展的样子的患者，和走起路来直着腿划圈的样子的患者的原因吧。

科学而系统的康复训练，就会避免以上我所说的两种情形。

比如，先生一开始的时候，康复师为了避免先生的手和胳膊产生肌张力，就让先生每天将手平铺在床板上，用上身体和胳膊的压力，迫使手指伸直。

再比如，在康复下肢的时候，并没有一开始就练习站立，而是反复训练腿部抬起、弯曲、旋转。这样一旦开始走路的时候，抬起大腿和后提小腿的动作就可以形成，就不会形成直着腿走路的情形了。

当我回到国内，和先生在针灸医院和省立医院康复的时候，就看到很多病人，没有进行系统的康复训练，直接进入走路的训练，自然就形成了我们常见的直腿、划圈走路的情形了。

在哥国的康复医院，可以看见室外、室内，很多病人利用各种的拐杖辅助练习行走，四个脚的、三个脚的，还有一个脚的。不论哪一种拐杖，走路的姿势都很正确。

我们在针灸医院时，认识了一位三十多岁的帅小伙子。他因为事业做得很大，经常应酬喝酒，导致血压很高，结果突发脑出血，造成了右侧瘫痪。经过半年的针灸、按摩，加上一些康复运动，他日渐好转，能够行走了。

两年后，我在一家银行办理业务时，偶遇这位病友。当我看见他用左手抱着右胳膊，甩着右腿行走在银行大厅时，我内心不禁愕然，一阵悲凉之感油然而生，一个三十多岁的帅小伙子，如今糟蹋成这样。

理念决定行动，行动决定结果。

据说，中国的康复医学水平要落后于世界先进水平很多年。能够拥有科学而系统的康复医学体系，是我们未来的期待。

先生，你大胆地往前走

在第三周新制定的康复计划中，下午的下肢康复训练，似乎更有意思些。先生从那一刻站立起来以后，仿佛获得了又一重的新生。

不再依赖轮椅，可以迈开自己的双脚，那种失而复得的快乐，不亚于孩子刚学会走路时的自喜。

只见先生非常认真投入地手扶栏杆，一步一个脚印地走向前方，狄亚娜在一旁指导先生如何迈出右脚，再提起左脚跟上。这个时候，还只是迈右脚，左脚跟上。三组练习之后，稍事休息，狄亚娜让先生左右交替地练习走路，仍然是先迈出右脚，站稳后，左脚再向前一步。

找到感觉后，先生借助于两边的扶栏，开始了左右交替的走路练习。他非常专注而投入地一趟又一趟，远远地超过了狄亚娜要求的三组练习。

这是一种无法遏制的欣喜，让身体迸发出一种巨大的力量。

练习走路时，我不知道为什么是先迈出患侧。因为自此之后，先生走路总是先迈出右脚，而且还是一大步，步量上超出左脚。康复后期回国后，爬山锻炼时，也是先迈出右腿，再跟上左腿。我曾经琢磨过，这是训练的定势？还是患侧的力量不够？

至今，仍是我的疑惑。

紧接着，第二天的下肢康复训练，狄亚娜让先生借助拐杖练习行走。先生左手拿着一个三脚拐杖，待身体站稳后，开始了右——左——右——左的走路练习，虽然很缓慢，但是他能拿着拐杖在大厅里走，感觉还是非常好。只见先生之前紧锁的眉头有了舒展，嘴角处有了一丝抑制不住的笑意。

狄亚娜跟在先生的后面，一边指导，一边鼓励。哥斯达黎加傍晚的阳光，如一道金光射向大厅，也照耀在先生和狄亚娜的身上。狄亚娜那束金色的长发，在阳光下透亮发光。

就在我们沉浸在能走的喜悦中，还没清醒过来时。第四天，狄亚娜告诉我们，今天先生可以甩掉拐杖，独自练习行走。这一步可是需要很大的突破，先生有点胆怯，他抬头看了狄亚娜一眼。

我说："试一试!"

狄亚娜让先生站稳后，双手扶着先生的后腰，让先生试着迈开步子。

一步——两步——三步，先生终于可以独立行走了!

当然，这后面有着狄亚娜的保护。自此，先生的世界开始走向了自由，走向了广阔。

他围着椭圆形的步道，反复地练习行走，直到后来不需要狄亚娜的扶持，完完全全地独立行走为止。

为了便于先生练习走路，我让孙师傅送我去商店买双合适的软底布鞋。孙师傅的大奔一番驰骋后，来到了山边的一处商业区，橙色的灯火在远处黑色的山峦映衬下，有种蛊惑的美感，夜晚的哥斯达黎加，布满了一种神秘的色彩。

翻译董睿带着我来到了一个大卖场，走进 ZARA 专卖店。硕大展厅里的展台上有着各种衣物，我看得眼花缭乱。女人见了漂亮衣服，总是有种遏制不住的冲动。拿起这个，拿起那个，手里抱了一堆衣服进了试衣间。

一试才知道，哥国的衣服尺码款式，并不适合我。码子偏大，领口太低，最后我只买了两条小号的裤子和一件米色的毛衣外套。

突然，我想起我来的任务是给先生买鞋子，于是直奔鞋子专柜，给先生买了一双黑色软底系带子的鞋子。后期才发现，系带子的鞋子还真的是买对了，因为可以供先生练习系鞋带。

穿上这双 ZARA 的鞋子，先生似有了一种阳刚之气，铮铮男儿当自强的感觉涌上心头。

恰逢双休日，我们只能待在病房里。先生穿上 ZARA 的鞋子之后，在病房的长长过道里练习走路，一趟一趟又一趟，引来了病房里其他病友羡慕嫉妒的目光。

我则在一边欣赏着，心情无比愉悦。

先生迈步及姿势都很完美。后来回国针灸后，反而出现了一点右腿划圈的感觉。我不知道是我的错觉，还是后期的康复方法不当造成了右腿的僵直，这是先生康复过程中，我的又一个疑惑。

走向生活康复

康复的训练，是为了获得基本功能的恢复。而最终的康复，必须回到生活中。

接下来第四周的康复训练，开始走向日常生活的训练。

康复师玛迪丽开始教先生如何将衣服脱下穿上。脱下衣服，相对简单些，左拽右拽即可，可穿上带袖子的衣服还是需要一番技巧的。玛迪丽示范：先将患侧右臂的袖子套上，再用左手将衣服从后背拉开，顺势将左手臂伸进衣袖里。先生试了几回，都不成功，最后在玛迪丽的帮助下，终于将衣服穿上。汗珠又开始滚落下来。

穿好衣服之后，还有个慢功夫。将衣服的扣子逐一扣上，双手合作完成。再将扣子解下，再逐一扣上，这里特别强调要双手配合完成。如此循环往复。

看着先生扣扣子的艰难，我在一旁急得手直搓。

接下来是练习系鞋带。

玛迪丽先让先生将鞋带解开，再将运动鞋上的两根带子系好。先生的右手就像大冬天冻僵了似的不听话，鞋绳不听他的使唤，搞来搞去系不成。看此情景，我转身离开了。

过了一会儿，先生终于系好了，鞋绳七上八下的，总算过关了。

康复师的几个助手在一旁议论着，她们大意是说：中国的针灸对康复会有很好的作用，建议我们早点回去进行针灸。还说中国的书法练习，也是脑卒中引起的瘫痪病人进行康复的好方法。

何尝不是呢？我做梦都想早点回国，采用中西医结合的方法让先生尽快地、最大可能地康复身体。我查阅资料时得知，针灸最有效的时机，是在瘫痪后病情稳定时立即进行。

如今，已是 3 个月了。理论上已经过了针灸康复的最佳时机，但 3 个月至 6 个月期间，仍是各种康复的好时机。

玛迪丽的指导，在生活中康复，让我们打开了思路。

中午吃饭前，先生服药时，自己从瓶子里取出药丸，并在吃药之前，练习捡药丸。先生此时的细小动作已经逐渐恢复，但仍然不够精准和灵活。

另外，康复师交给我们的方法是，利用空闲时间，将大拇指和食指、中指、无名指、小指逐一相对、相触、相捏。此时，先生除了大拇指和小指相触做不到，其他都已经做到了。后期回到国内以后，针灸医院的医生也是如此训练的。

回想一下，患侧的康复，按照上肢和下肢的每个部位，每个关节都要依次运动，抬起、旋转、手指抓握等，运动到了，不久就有反馈。

如果没有一开始的反复被动运动，就没有后来的主动运动。这是康复医学上的必然规律。

记得先生来到康复医院，一开始卧床不起时，康复师让我帮助他支撑起手腕，一开始几天反复练习，我辅助，先生用意念，始终不见起色。一周后的某一天，在我们并没有任何觉察的情形下，先生那耷拉的手掌在腕关节的作用下，能够支撑起来了。那种喜悦真的让人激动不已！

生活中的练习，是根本的练习。这个观念，后来在回到国内时，我们得以充分运用。

同样，下肢的康复师狄亚娜，也开始变化着让先生"遭遇难题"。

刚刚学会走路的先生，接下来面对的是上坡和下坡，这需要先生身体的平衡，脚的抓力，还有双手的辅助来完成。用木板仿制的上坡和下坡路线，先生走起来，比我们常人登山还难。但是，反复几天练习后，平稳了很多。

正在我们沉浸在每一次的喜悦中时，康复师又提出了一个新的高度。这不，狄亚娜让先生开始爬楼梯。同样，也是木质仿制的楼梯放在康复大厅内，台阶也就五级左右。上——下，上——下……如此反复，完成一组组的练习。

每一个新的康复训练，开始有些新鲜，但反复的练习，坚持到最后，还是需要极大的毅力和信念的。

就在回国的前夕，狄亚娜让先生挑战"骑自行车"。

这是一辆固定在地面上的自行车，病人在康复师的帮助下骑上去后，练习双腿蹬自行车脚踏板，让自行车的前后轮子滚动起来。先生无论如何，双脚双腿都配合不起来，自行车的前后轮子始终没有同时转动起来。

这让先生有点泄气。

其实，康复之路上，哪儿有一蹴而就的事情？无数的失败，堆积起成功；无数的汗水，汇流成那欢喜的泪水。

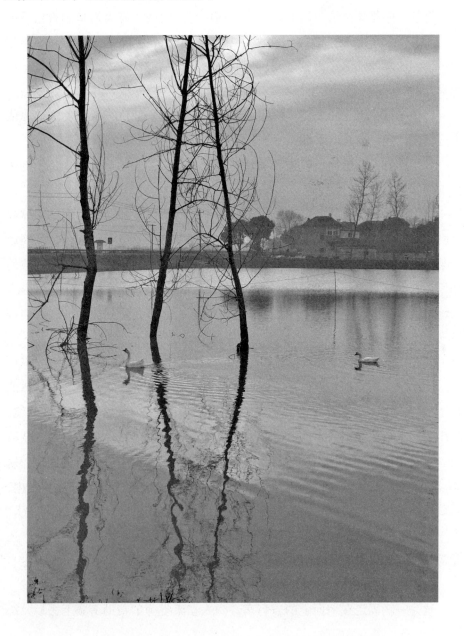

准备回国了

先生不断地面临新的挑战，同时也在不断地收获着康复之路上的喜悦。

新的一轮评估报告出来后，我们被告知：可以出院了！

这有点突然，在哥国康复医院的这几周，我们全身心处于康复训练中，突然接到了出院的通知时，没有一丝的心理准备。曾经那么想回国，现在反而迟疑了。对于哥国康复医院的待遇和康复治疗方案，我们似乎舍不得离开了。

一日三餐，按时送到。每日护理，专业人员全天候陪同。每一周、每一天、每一项的康复训练都有专业人员制订计划指导训练。多好的康复医院啊！

但我转念又一想：快点回到国内，抓紧时间去针灸医院进行针灸康复，对于先生的康复来说，又是一大良机。我这么一想，回国的心似又飞了起来。

面对院方的出院小结，我突然想起先生自生病以来，原发性疾病到底是什么？翻译问询半天，最后告诉我：急性胰腺炎。

我疑惑着点了点头，急性胰腺炎，死亡率达60%。之前我们单位的一位老同事，也因此病差点送命，这种病是非常可怕的。先生的急性胰腺炎，之前应该说是误诊了吧，从怀疑被海鱼鱼刺卡着，到怀疑是猪流感，紧接着各种器官衰竭，病危，到最后缺血性脑梗死造成半身瘫痪。

先生是命大的。

从发病至出院，三个多月的时间。住院的费用应该是一笔不小的数目，估计有好几十万吧，我忐忑地问了问身边的翻译董睿，董睿告诉我，这些都是免费的。中方援助哥国项目组的成员，来到哥国以后就办理了相关医保手续，所以享受了哥国的免费医疗。

我不禁愕然，也非常感激哥国人民的厚爱。

出院前夕，床位医生给我们开了各类药品，从治疗高血压到治疗高血糖，从防止脑卒中到促进神经恢复，都一一考虑到。最后，医生拿了几包胰岛素和一个注射针管，并要教我学会帮先生注射胰岛素。我一听，顿时紧张起来，用狐疑的眼神望着面前的医生。

"每天一针，在饭前 20 分钟注射，不需要注入血管，肌肉注射即可。"医生说。

"天哪！我不会打啊，我害怕打针啊！"我在内心狂叫着。

小时候，我就不敢看医生将针头刺入身体的那一刻。这不是单纯的疼痛问题，而是一种心理上的胆怯。考上中专时，家人本想让我报考护校，毕业后可以分配在城镇工作，但我害怕给人打针，坚决不愿意报护校的志愿。

可如今，已经没有了选择。

在给先生第一次注射时，我拿着针管的手，微微颤着，半天下不了手。先生挺着臂膀让我扎，我嘟囔着说："还是你自己扎吧？"他说他左手不方便。无奈之下，我豁出去了，眼微闭，一针下去，针管缓缓进入肌肉，痛似乎进入我的身体。

我居然也能打针！人生的路啊，逼着你什么都会啊。

在医院的这段时间里，我们和保安、护士、康复师、医生都建立了感情。临别时，有种依依不舍。我和玛迪丽、狄亚娜搂着合影。先生也和他非常喜欢的狄亚娜合影，从先生的神情上可以看得出，他非常喜爱康复师狄亚娜，狄亚娜的爱心和温柔，以及她一脸的笑容和金色的长发，让人无法不爱她。看着先生喜爱狄亚娜的不舍神情，我居然不妒忌，这是怎样的一种神圣？

同样，我也和来自中国台湾的谢姐姐一家人合影。此次分别之后，我们今生几乎不可再见。当我回到地球的那一边，这段人生的经历将凝固成永恒。

四十六个小时的回国路

那天上午，为了回国一事，我一人来到了集团项目组领导在哥国的办公地点。

简陋的平房里很空旷，只有几张桌椅。两位领导带着安全帽，刚刚从体育场的工地上回来，一脸的疲惫和焦虑。

后来，听孙师傅介绍得知：工地上一个工人，被铲土机铲压致死，样子十分悲惨。一个壮劳力，带着美好的憧憬，挣钱养家，可惨死在异国他乡，让人心碎。

项目组的领导说，给我和先生购买了商务舱，同时还有十几位工人一起回国，在回程路上照顾先生。有人同行，我心里顿时踏实多了。

但对乘坐商务舱，我提出了异议，此次行程40多个小时，转机两次，并在法兰克福转机时需等候12个小时。先生那时尚不能久坐，身体仍然很虚弱，那么长时间的坐立并转机折腾，肯定吃不消。我希望能购买头等舱，这样他躺在床上，能缓解旅途的疲劳。

如此，费用开支上估计多出了二三万元人民币。项目组的领导，表示理解并首肯。

后来，事实证明我的预测是对的。即便是乘坐头等舱，那40多个小时的行程，也是凄苦，甚至是凄惨……

但，乘坐德国汉莎航空公司头等舱就餐时的美好感觉，至今回味，还是奇趣无穷的。

汉莎航空的头等舱，并不宽敞，但座椅可以放下，半躺在上面。

不一会儿，就餐开始了。一位帅气的航空服务先生单腿跪在我的面前，递上一份菜单，让我点菜。全是英文和德文，我几乎认不出来一道菜，好不容易看见"fish"这个我认识的单词，就确定了这一道菜。航空服务先生告诉我还可以点上几道主菜，我就胡乱点了菜单上的菜品，但并不知道是什么。至于酒水饮料更无从知晓。最后，航空服务先生带着一脸的不解备餐去了。

送餐开始了，各种精致小份的水果先生大多都不能吃，我便一一品尝。然后是香甜酥脆的各类干果和糕点，还有烤得喷香的火腿、培根等，我也是来者不拒。服务先生第三次到来时，躬身送上的是一杯红酒，还有牛排，我本不会品酒吃西餐，面对仍有血水的牛排，我觉得难以入口。服务生再次到来时，鸡排、鱼肉类的大餐依次上来，我哪里还能吃得下，心里懊恼着，之前的东西不应该都吃下的。不一会儿，服务生第五次又来了，送来了一份份美味精致的甜点，看着那玲珑可爱、秀色可餐的西点，我只有用眼欣赏的份了。这不，还没有完，服务生又来了，这是第六趟了，这次是一杯美味的咖啡，香气四溢。

整个就餐过程，我是目不暇接，也是猪八戒吃人参果，不知其味。稀里糊涂地吃了顿西式大餐。

在飞机上的尴尬，继续着。先生在晚餐前，需要注射胰岛素，我们从随身携带的包裹里，取出了胰岛素和针管，注射的针管都是一次性的，康复医院的医生给我们带了十几个。一边的乘客和服务人员，疑惑地看着我们，估计怀疑我和先生在吸毒。

果然，一位貌似负责人的工作人员来到了我们面前，我用英语单词拼凑，包括手势比划，终于释疑。

飞行了约8个小时后，我们来到了法兰克福机场转机。

所有的乘客都下飞机了，我和先生站在舷梯前，无助地张望着。既看不到同行的中国工人，也看不到航空服务人员前来帮忙。的确，先生那时无法走下飞机的舷梯，即便有人搀扶都无法走下。航空服务生也不敢贸然背先生下舷梯。就在焦急之际，随行的中国工人返回飞机，其中一个壮实的男人将先生背下舷梯。

一颗紧张的心，放下了。

我们走向何处？一群中国工人和我一样，茫然而无措。他们不识德文，不会英语，连候机室都找不到，先生此时需要轮椅，也不知从何处可以要到。

好在人多，众人将机场的服务人员找来，用轮椅将先生送到机场候机室的贵宾室里等候转机。随后，同行的工人们便不见了，孤独感顿时涌上我们心头。

贵宾室里很宽敞，三三两两的老外在悠闲地看书读报，或品酒喝咖啡，悠然、静默、从容。我和先生靠在皮质沙发上，望着面前的食物和饮品，几乎没有什么胃口，这其中有飞行颠簸和时差的原因，还有饮食习惯的差异。那时，我想象着面前有一碗微辣的红烧牛肉拉面，那该多美味啊！

可是，再看一眼那品类众多的西餐，入眼的只有一份类似于面条的番茄空心粉。我要了一份，甜甜的空心粉，没有那种撩人口腔的牛肉拉面的美味。碍于礼仪，我硬是将这甜甜的空心粉塞进肚里。先生一脸疲惫，勉强吃了半个鸡蛋。

几个小时坐下来，先生已经受不了了，一脸都是痛苦的表情。他急需躺下，可是哪里有床呢？

大厅里人来人往，没有一个中国人，或者说华人。我找了相关服务人员，人家客气地告诉你，这里只有沙发。

此时的先生，痛苦的表情不亚于他在墨西哥医院那天，一个姿势坐了4个小时的样子。我知道，他实在是受不了了。

我跟机场服务人员要了几床毯子，将毯子铺在候机室的地上，让先生躺在上面，稍微缓解一下他长时间坐立时的不适。面对人来人往的外国人，我们已经无法顾及个人及民族的尊严了。我们深知，此时的行为是多么不雅和狼狈。虽不见外国人的指指点点，但我们自己都不能直视此刻我和先生的一副"逃难"样。

就这样，躺了一小会后，地面的冰冷和硬挺让先生又受不住了。于是，我只好将沙发上的垫子拿下垫上，这样来来回回折腾了半天，一会儿在地面躺下，一会儿在沙发上靠着。我看了一下时间，还有6个小时才可以登机，先生脸色灰暗，虽然不言语，但是一副痛苦模样。在法兰克福12个小时的候机时间，简直如人间地狱般难熬。

我和先生一边折腾着，一边又担心登机的时间和地点。说实话，我根本不知道从法兰克福转机往上海的登机口在哪儿。虽然服务人员说届时会用轮椅推着先生去登机，但我还是担心他们忙忘了。我一会儿跑到服务处去找一下，过了一小会，又去服务处找一下。服务处那位束着马尾辫的老太太一脸不高兴，被我这般反复问询，脸都拉得好长好长。

终于，我和先生登上了中国南方航空公司的航班，一股温馨的气流将我们包围，那么多黄皮肤黑头发的同胞，啊！现在我什么话都可以讲了啊！

南方航空公司的头等舱，就是一间宾馆样，两张足够大的床，我和先生美美地睡上一觉，一路到上海。在上海贵宾室里等候几个小时，再转机回合肥，家越来越近了，心里不免激动起来。

想象着亲人朋友在机场等候，想象着家人在家里烧菜备饭，想象着今晚将睡在自己温馨的小屋里……这一刻终于到来了！

先生在候机室里，仍然不忘康复锻炼，休息一会儿后，他立即艰难地站起来，锻炼站立和抬胳膊抬腿，然后再练习走路。从哥斯达黎加到上海，40多个小时的折腾，身心疲惫，他仍一声不吭地迈着艰难步子，一步一步地走着。

他将走向哪里？我默然地望着。

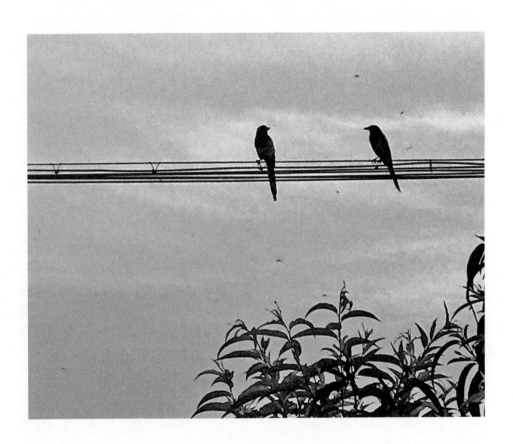

回到了合肥

飞到合肥上空，已是万家灯火之时。那一片片闪烁的光，如此温暖。

等飞机降落到停机坪时，我如失重一般，从未有过如此轻松的感觉。这一趟哥国之行终于结束了，是以我将先生活着带回合肥而告终的。

望着来来往往的人群，闻着一股熟悉的气味。我用轮椅推着先生走向等候的人群，我看到了熟悉的亲人，看到了先生单位的领导和同事。我不知道说什么，我也不知道跟哪位亲人诉说。只看见先生坐在轮椅上和老工程师田总相拥而哭泣。

这是3个月以来，先生的第二次流泪。他的克制终于如火山一样，集聚太久而瞬间爆发。痛楚让他灰暗瘦削的面庞堆起了"沟壑山川"，如一尊雕塑一样永远定格在我的心里。

亲人见到了我们，一阵嘘寒问暖。他们看到先生这般模样，又都不禁黯然。也是，原来160多斤的胖子，如今瘦骨嶙峋，坐在轮椅上。他们又能说些什么呢？只听他们唠叨着：别再出国了！别再出国了！

是的，别再出国了。

先生到哥斯达黎加，是他的第三次长时间出国援外。这一次出国，正面临儿子高考，我们说好了等儿子高考以后再出去的。但是以先生为总工程师投标外交部援建哥斯达黎加的标中了，按照合同，先生必须得去哥斯达黎加，这又哪是我们能决定得了的呢？

于是，我再一次无奈地屈服，让先生援外哥斯达黎加。

记得1997年，先生援外去了多哥，时间长达3年。出国时，孩子尚在幼儿园，等先生从多哥回到国内时，孩子都已经上三年级了。

先生近几年也多次往返于其他国家，我跟先生央求，出国时带着我出去一趟。这一次总算真正实现了，但我无论如何也没有想到竟然是以这样的方式出去的。

家还是先前的模样，但先生已经不再是先前模样了。看着极其疲惫的先生，我想着明天和未来。如果不能及时有效地康复，那么未来之路将更艰难。

将客人送走之后，夜已深。我们也没有预想时那么欣喜和激动。

如何尽快进入合适的医院进行康复？这是摆在我们面前的一个重要事情。对于瘫痪病人的康复时间来说，每一天都是极其重要的。

康复越早越好，越早就越有利于神经系统的恢复，从而恢复运动功能。

针灸和推拿的介入，也是越早越好，想到这些，我刚落地的心又悬了起来。

我们合肥的针灸医院，针灸技术不差，可是康复训练方面似乎不是那么科学系统，特别是对于脑神经的治疗方面没有什么特别之处。我在纠结着。

我曾经联系了北京、上海等地的医院，但对于刚刚回到合肥的我们来说，实在是无力再去北京、上海。我真的有力不从心之感。

这一夜，我们的心仍然很悬。

2 失而复得（下）

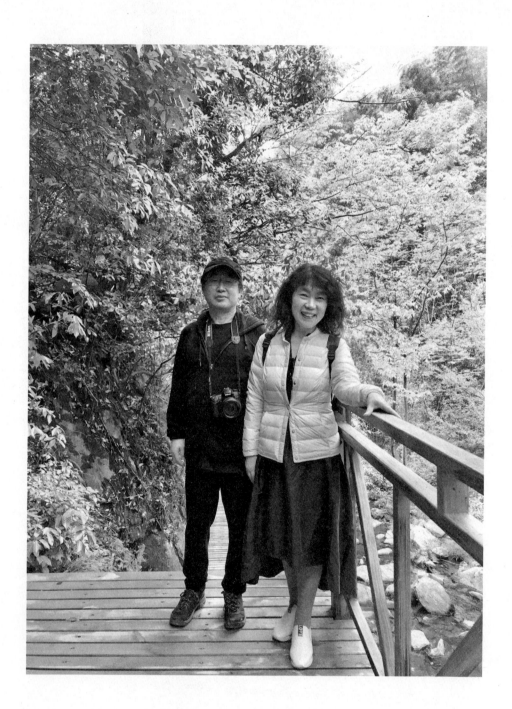

想了很久的针灸医院

在哥国康复期间，康复师就比划着告诉我，中国的针灸对于脑卒中病人的肢体瘫痪康复有很好的疗效。我那时，也日夜期盼着能快点回国，进行针灸，因为对于肢体瘫痪的病人来说，越早介入针灸康复，效果就越好。

于是，回国的第三天，先生就住进了针灸医院。

一开始给先生针灸的医生叫李佩方，这是一位清瘦而温和的中年医生，他用针不多，集中在脚踝、小腿、手臂、头部几个部位，每个部位各几针。记得李医生将针扎向先生脚部时，先生猛地如触电般颤抖，这就是神经受到刺激时的反应。

后期，先生转由一位张主任针灸，这是一位有着丰富经验的老主任，每天来慕名找他针灸的人，络绎不绝，每次都需要排队等候。

那个时候，先生虽然能够走几十米的路程，但是上下楼仍然不是很方便，每次针灸的时候，还是得用轮椅将他推去。

等候了半天，先生终于能躺下针灸，张主任从脚至头，沿着瘫痪的右侧身体，一针、一针、又一针，大概有四五十针，密密的银针矗立在先生的肢体上，他一声不吭。偶有触动神经酸胀麻木时，才会听见他本能地哼一下。

在针灸医院针灸的同时，还有推拿理疗项目。每天和针灸交错着进行，很多病人都是由家属推着来排队等候。

推拿的两位医师，都是身强力壮的年轻人，一边给病人推拿，一边说笑打趣着。而一边等候的病人和家属们，却是满面愁容，或面无表情，似乎是来自两个星球的人。

我们也是小心翼翼地等候，轮到我们时，谦逊而友好地和推拿医师交流问候，多想他们的那双神手能在瞬间有了魔力，让先生立刻能行动自如。

当然，先生随着体力的恢复，加上针灸和推拿，运动机能也在逐渐向更好的方向发展。先生每每在走廊间练习行走、举臂、握手、拿捏等运动时，边上的病人都用艳羡的眼光看着先生。也就在这个时候，瘫痪病人的眼中才会闪烁着一种异样的光芒。

针灸医院主要是针灸和推拿，也还辅助一些器械帮助病人康复锻炼。

2010年的冬天，恰是针灸医院扩建之时，由于场地的限制，少量的康复器械放置在几间平房里，一两个康复师在那里安排招呼着。没有像哥国那样有细分的康复类别，也没有康复师具体负责哪些病人的哪些方面的康复训练。

看到病人们在家属的陪同下，进行"站斜板"（"站斜板"，是让病人将患脚站在斜板上，为的是练习将脚勾起来，拉伸脚后跟的跟腱，因为大多数瘫痪病人的脚跟腱会收缩，这将影响到后期的行走。）"提脚跟""爬楼梯"等训练。没有严格的计划和康复师带领下的康复，都是很随意或不规范的。严格的训练，一定是符合要求下的几组训练，而且是一段时间后，再次制定新的康复计划进行康复。这一点也许就是国内很多瘫痪病人没有得到很好康复的一个主要原因吧。

先生之前在哥国的训练方式，给了我们很好的指导性，所以在针灸医院时，先生的运动康复基本上是沿用哥国的训练方式。比如"站斜板"，每次站三组，每组5至8分钟，这样"站斜板"项目才算完成，然后进行下一个运动项目康复。

同时，回到病房后，稍事休息，先生又开始生活上的锻炼。

我从家里带来花生、瓜子，让先生练习剥瓜子、剥花生，这是三岁孩子都会的事情，但对瘫痪病人来说，极其艰难。先生在我的督促下，勉强剥了四五个花生，然后又勉强剥了几十个瓜子。

越是细小的动作，对于瘫痪病人来说，越是艰难。这使我想起哥国的康复师和国内的康复师告诉我们，病人康复到一定阶段以后，练书法、打太极拳都是非常好的康复方式。

每个傍晚，我们从病房回到家里，我又准备了一些"家伙"对先生进行"折磨"。

我让他用右手拿梳子梳头，剥毛豆，穿拖鞋走路，穿衣扣扣子等等。

晚饭后，稍事休息，先生又开始了康复训练。

我让他右手捏小钳子，手握小哑铃，转动旋转木板子来灵活脚踝等等。

从进入针灸医院开始康复起，我们手机几乎关闭，电视也一年未开过，谢绝了所有亲朋好友的探望，全身心进入康复训练。每一天都是如此开始，如此结束。

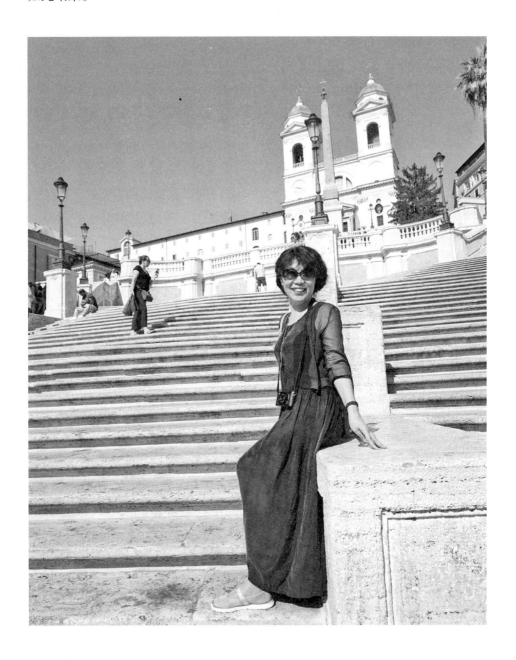

各有各的不幸

在医院里待久了，你会觉得人只要拥有健康就足够幸福了。

同一病房的另一位病友是一个五大三粗的壮汉，每天除了针灸之外，就是站在床边练习平衡站立。身体站稳后，将手臂左右伸展，再提起一只脚。这个时候，这位壮汉就左右晃动，不到 3 秒时间，就要摔倒。就这样反复训练，一天两天，直到一周以后，仍没有什么起色，只见他常常唉声叹气。

这位壮汉，是因为在工地施工时，被一根钢筋从脑中穿过，幸运，没伤及生命，但是留下了运动平衡机能受损的后遗症。原来是什么重活都可以干的人，现在如孩子似的要人照顾，徒留了那五大三粗的身体。

这又有什么办法呢？

一起做针灸运动康复的另一个同伴，38 岁，是一家公司的老板，生意做得很红火，生病前每一天都是花天酒地，喝得昏天黑地的。不良的生活习惯，过早地伤害了这位老板的身体，高血压、高血脂、高血糖接踵而至。可是他并不引以为重，结果有一天，突发脑出血，送医院抢救后虽保住了生命，可左半边身体完全瘫痪。

于是他来到针灸医院，针灸、推拿，终于能行走了，但腿是直的，划着圈儿迈向前。他左边的胳膊一直弯曲着，用右手托着抱在胸前，左手弯曲着，似鸡爪似的，紧紧地勾着。他年轻漂亮的妻子，挨着他坐着，双手使劲地按压他那弯曲的手指，想将这只手撸直。可一放手，那只手的手指瞬间就弯曲回去了，年轻妻子是一脸的无奈和迷茫。

日复一日的针灸和推拿，并没有起到特别好的效果。这再一次证明了针灸和推拿只是瘫痪病人康复治疗的一个方面，而且是早期才能起到很好的作用，后期的康复一定是运动康复。在器械帮助下的、康复师指导下的有计划的康复训练，才是最有成效的。

可惜好多瘫痪病人并不知道，只是等候自然的康复以及针灸推拿之后，才适当地配合运动康复，殊不知，这已经是下下策了。

还有一对老夫妻，头发花白的妻子在服侍着生病的老伴。这位生病的老头儿70岁左右，儿女均在外地，血压很高但不按时服药，结果造成了突发性的脑出血。

他，成天不说话，一双浑浊的眼睛，木然地望着屋顶，似乎要将这屋顶望穿。

妻子体力不支，只好请来护工，帮着每次抱上抱下。每当看见先生在运动训练时，这位老头儿就被感染了，使劲地用健侧帮助患肢抬起、放下，我们看见他这样努力时，都不断地鼓励他，给他鼓掌。

一个患病的人，希望是他每一天的太阳，所以，不断地鼓励是对病人最大的安慰。

在针灸医院期间，先生的状况无疑是大多数病人羡慕的。就在那个时候，医院给先生做的磁共振检查表明，先生之前脑桥部位的阴影已经逐渐在消失，这意味着脑神经的代偿在不断产生，也就意味着身体的运动机能在逐渐恢复。

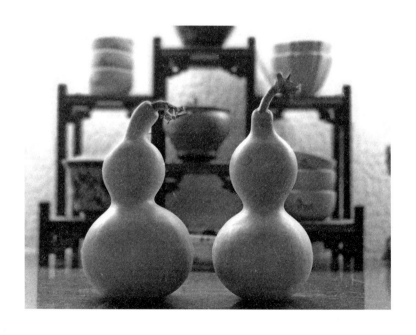

日日"耕耘"

康复训练，如农人种地一样，需埋头苦干，只问耕耘，不问收获。

当然，不问收获，收获自在。

先生在医院针灸康复时，晚上回到家里，特别是双休日的时候，我们是按照自己制定的计划进行康复的。

我们学着哥国医院制定的计划单将每一天需要康复的内容，按照上肢、下肢运动进行大分类，然后再细分成每一个康复项目，每一天分为上午、下午、晚上三次练习。

每进行完一个项目，就在项目后面打钩。上肢类的，大致有抬手臂，负重上抬小臂，手握小哑铃翻转手腕，夹夹子等。然后是手部精细动作类的，空手握拳再猛地伸直手指，用大拇指对捏每一个指头，手捏小钳子，大把抓黄豆、抓米，用筷子夹黄豆、捡绿豆，用手剥毛豆、剥花生等。

下肢类的，大致有顺着走，倒着走，横着走，提脚掌，爬楼梯，绑上沙袋负重练习走等。

先说夹夹子，如幼儿园孩子做游戏一样。

一簸箕的彩色塑料夹子，用患肢将塑料夹子夹满一根直立的杆子，杆子大概 2 米长，从杆子下端开始夹起，一直夹到最高处。夹子夹满了杆子以后，再从低端将夹子逐一去掉，这样既训练了手指的功能，又是抬手臂的一项训练。每次先生都得费尽九牛二虎之力才能完成。

再说爬楼梯。

爬楼梯对于康复病人来说，算是一项下肢综合训练了，同时也有着平衡和协调训练在里面。我家的住房是两层，有一个铺着竹板的楼梯，共有 11 级，先生从一开始爬上爬下一次，到后面的爬上爬下 2 至 3 次。从一开始下楼震天地响，到后来动静逐渐减小。一直爬了近一年，楼梯好几处的竹板都被先生踩踏松动，甚至断裂了。

三说练习哑铃。

先生在哥国时，连1斤的哑铃都拿不动。回国之后，能拿动3公斤的，后期逐渐能拿动8公斤的，逐渐在递增。但在训练的过程中，却是惊险不断。

好几次，手中的哑铃砸落地面，差点砸到脚上。

客厅的地板砖上，斑痕累累，都是被哑铃砸的。因为先生贪多，负重太多，经常臂力不支，造成哑铃脱落而砸向地面。

随着任务性的驱动训练，我们又在生活中开始了康复训练。

比如，切菜、洗碗等。同时，先生吃饭，也丢弃了勺子，开始使用筷子了。还有就是每天开始抄写一段文字，练习钢笔字。

每次切菜的时候，也是让人胆战心惊的，我真的担心菜刀一偏，会有什么不慎。但练习切菜、剁肉，是非常好的腕部力量训练。面对此景，我也只能承受。

说起洗碗，先生如小孩子洗碗一样，少不了打碎碗碟。

有一次，家里来了客人，我用功夫茶招待了客人，客人走后，收拾洗刷。先生在厨房洗刷杯盏，我在客厅扫地，只听"当啷"一声，我慌忙跑向厨房，天哪！我心爱的东道汝窑茶壶被先生摔碎了。

我忍不住责备了几句，这也是先生开始康复训练"破坏"家里东西后，唯一一次对他的责怪，只是因为我太珍爱这把壶了。

先生生病前，写得一手潇洒的钢笔字，刚劲有力；可现在拿起钢笔，写的字如蚁虫一般，我看着心中不免一阵凄凉。但是，我强颜欢笑，鼓励他说："写得不错，像字一样了！"

就这样，每一天训练的最后一项，就是坐下来喝杯茶，抄写一段文字，或写篇日记。日复一日，变化在悄悄进行。当一个大本子写完之后，我把本子的第一页和最后一页进行对比时，才发现先生的书写发生了巨大的变化。

正因为那半年的书写练习，先生年后上班时，才可以应付日常的书写。

我现在翻看他的日记，在唏嘘中不免感动。摘录一段如下：

> 我于2010年7月在哥斯达黎加生病，现在安全回到了国内。感谢外经建设集团的蒋董事长及相关人员，感谢所有给予我帮助的人，特别是我的妻子，如果不是她前往哥斯达黎加，我将非死即残……

去省立医院

在针灸医院近 2 个月以后，先生身体基本素质和运动机能都有了很好的康复。

有一日扎完针后，张主任对先生说："你顺着过道走给我看看！"先生意气风发、大步流星地走开了，那样子如满月之弓，嗖嗖地就出去了。可是他右腿划圈的走姿，顿时让我心凉半截。

可以说各种治疗康复手段的运用，至此，都已经取得了很大的成效。可是这非常明显的划圈式走路姿势，究竟又是怎么一回事呢？（直到如今，我才大致明白，先生大腿抬起的力量不够，小腿提起的力量也不够，包括他的脚由于长时间的卧床，跟腱受损，这一连串的原因，导致了先生走路划圈的姿势。）

先生之前在哥国练习走路的时候没有划圈的感觉，怎么两个月后又会发展成这样？我毅然决定让先生立刻出院，进行专项的运动康复。不能再依赖于针灸和推拿了。

2010 年 12 月底，我们转院来到了安徽省立医院南区。

省立医院南区，有一个楼层专门是针对肢体受损病人的康复理疗中心。各类原因导致肢体运动机能受损的病人很多，有年纪轻轻的小伙子，有事业如火如荼的中年人，也有很多体弱多病的老年人。

这里的治疗康复手段，先是输液，然后就是各种理疗和运动康复。

各种各样的理疗设备被放置在大厅的各处，每一样仪器设备前，都排着长队，病人等候着治疗。医生介绍说这些设备会如何如何地帮助你康复，刺激肌肉群和神经，让病人的运动机能快速恢复。每当听到医生这样说，这些等候的病人眼睛里都会掠过一丝亮光。

每一样仪器的作用都是这么诱人，但并不是免费使用，如果你觉得需要，或者说经济上还能承受的话，你就可以让床位医生给你预定，付款后就可以每天按时来理疗了。每次理疗的费用都是上百元。

各种电子理疗，其实基本原理也是让病人被动康复。对于没有运动能力的病人来说，还是有着一定的治疗效果的；而对于有了一定运动能力的病人来说，还是主动运动好，并不能简单地依赖于理疗。大多数的病人，并没有意识到这点，似乎各种理疗都能帮助他们康复，恰恰忽视了最主要的主动运动。

接下来，就是各种器械辅助锻炼，有站立斜板，原地踏步，双手抓握杠杆，蹬自行车等。还有就是练习走路，长长的大厅过道上，能在这里走上一趟的病人，寥若晨星，先生就是这"星辰"一枚。每次在大厅过道上练习大步走路时，两边都是一双双羡慕的眼睛，先生真好似走在星光大道上一样，在一旁陪伴的我内心也是美滋滋的。

令我印象深刻的是，有一位全身瘫痪4年的哲学家，39岁，生病之前是上海社会科学院的副院长，即将荣升院长。由于大量饮酒，生活方式不良，造成高血压，但年轻的哲学家并不把这些放在眼里。就在他踌躇满志之时，脑出血几乎毁了他，最后虽然保住了生命，但是全身瘫痪。

从上海到合肥，治疗康复了4年，能够简单说些词语，但尚不能行走。智慧在他双眼里闪烁着，有着坚毅的目光，身体却无法站立起来，我顿起叹息，无限悲悯。

还有一位银行行长，身材高大提拔，但没有他妻子的搀扶，却也只能坐在轮椅上。行长也是脑出血，伤及运动神经，也伤及了语言神经。看到我们，只是微笑着，说不出话来。每每和他妻子交流时，只能"啊啊啊"地含糊不清。

人，到了这个时候，天大的本事都不再是本事，这位哲学家和行长，如今也不知恢复咋样了？我像牵挂亲人一样挂念着他们，以及一同康复训练的病友们。

省立医院南区，也有非常好的生活康复训练设备。

在一间敞亮的房间里，有一些工具箱，可以练习铆螺丝，上铰链等；有一些针线盒，可以练习缝补衣物等；还有一些笔墨纸砚，可以练习书法等。

在房间的另一端，是厨房的一些设施，病人可以模仿着炒菜烧饭等。

纵观省立医院的硬件设施，比哥国的康复中心还要好。可惜的是没有针对每个病人的康复，制定详细的康复计划，以及每一周对病人的身体作评估，然后制定新一轮的康复计划；可惜的是这么多的仪器和设施，并没能针对病人而作具体地指导，只是随意地让病人自行选择和练习；可惜的是没有专业性的康复师，对康复病人一对一定时定项目的康复训练。

最为可惜的是，国内的康复理念尚停留在被动运动上，而对于如何指导病人的主动运动，以及有计划地实施主动运动上，还有着很大的空间。再就是人文情怀不够，如何能尊重每一位病人，给以关爱、尊重、帮助。简言之，国内的康复医学，仅仅是搭了个架子，还没有切实有效的内容。

每每觉得，先生在哥斯达黎加生病是不幸，也是万幸。

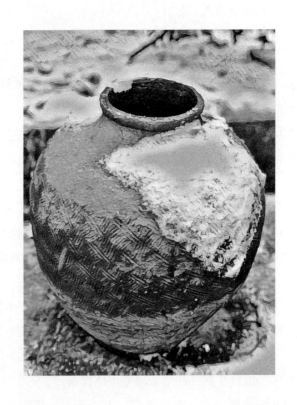

中药的慢功夫

生命中有很多的贵人，他们会在不同的时间里出现。

这不，关心我的童姐姐给我介绍说，单位的同事小波在服中药治疗调理，效果不错。我如获至宝，约了小波和先生在茶楼见面，两位同病相怜之人相见甚欢。交流中，小波告诉我，这位中医姓王，祖传世代中医，王医生已经获得了中医药研究的两项专利，在心血管调理治疗方面很有造诣。

从 2010 年入冬开始，先生开始用中药调理身体。2011 年的冬天继续用中药调理，连续两个冬天，效果明显。他大病之后的身体各项机能得到了较好恢复。

服药大致几个月后，先生的体力渐强，锻炼能得以坚持。

有一次，一位朋友因事来我家，看见先生后，惊奇地说："卡扎菲！"因先生那时候长出了一头乌黑的头发，估计是生长的速度太快，头发都是弯曲着长出来的，一头稍长卷曲的头发，似当时正在世界风云浪头上的卡扎菲。

先生自大病之后，血压和血糖趋向平稳，这也是我后来百思不得其解的一件事。是不是中药调理的原因呢？现在看来真的是有可能。先生出国前体检时血压很高，空腹时血糖指数高达 15，但如今血糖一直在 7 左右徘徊。

还有一种可能就是先生 40 多天没有进食，只是通过鼻饲喂食一些流质，维持生命所需。是不是这种类似于饥饿疗法的手段，让先生的血管被彻底清洗了一下？自古就有辟谷疗法一说，我不得其解。

当然，我还是相信是中药料理治疗之故。

两个冬天的中药熬制经历，让我也成了半个制药师。

首先得选择一个大口宽腹的瓦罐，瓦罐的质量要好，光滑细密的质地为上。然后，对于中药里的一些引子，需要提前浸泡、熬制，再同其他的药材一起熬制。每一次中药熬制前需要提前半个小时浸泡，然后大火烧开，小火慢熬，1 个多小时之后，将药汤舀出来。之后再次放入漫过药材的水，大火烧开，小火慢熬 1 个多小时，如此，再进行第三次。最后将三次熬制的药汤混合盛放在一个很大的器皿中。每次熬制好，大约需要 4 个多小时。每一次都是夜晚 11 点多钟才可以完成所有的程序。

先生每日三次，每次一碗，看着他大口大口地喝，我熬制的辛苦也就烟消云散了。

熬制的药渣，我按照别人的指点，倒在路边。可几次之后，我又觉不妥，最后直接倒垃圾桶了。它本是垃圾，应当去垃圾桶。

有的人觉得中药来得慢，也许就是来得慢，所以才会很彻底吧。

也有的人觉得中药有假，那些稀奇古怪的中草药，有几人能识得清？的确，吃中药必须去信誉很好的地方。王医生的中药很贵，据他说："为了保证疗效，采购的都是上品。"先生的每一副中药，都达到 40 多味。

也有的人说中药伤人，也许是有副作用，但谁又能说西药就没有副作用呢？只要主作用是对的，副作用也就副作用吧，再说副作用也不比西药多。

中国自古就是农业社会，神农尝百草，而后得中药。李时珍遍访名山大川，写就了《本草纲目》。中药是中国的国粹，虽然目前在国际上还难以推广。

中药，在帮助先生服药熬制中，我得以进一步认识它。

2010 年及 2011 年的两个冬天，先生都是中药调理。几年后，一位老中医给他把脉，说先生的肝和肾是这个年龄中保养很好的了。其实，也没什么保养，只是他生病之后，不再抽烟、喝酒。另外，血压和血糖，基本上靠每一天的运动来控制，没有吃控制血压和血糖的各种西药，也是对肝肾的一种保护吧。

还会游泳吗?

2010 年的深秋,阳光依然明媚,蓝天白云,让人对大自然有种格外的向往。先生双休日从省立医院回到家,我们琢磨着去户外活动一下。

我们来到离家较近的元一柏庄小区游泳馆,先生想试着游泳。

他自小就会游泳,水性尚好。带着自信,先生下水了,我有些担心,跟边上的救护人员一再叮嘱,让他们多照看先生一下。

果然,先生下水后,游得不是那么顺畅。折腾一番后,人在水里打着旋儿游动,再一番努力,终于能游上几十米了,但这几十米的行程却是弧线状。原来是他的右臂不能如正常那样和左臂配合划动,右腿的力量也不够,于是人在水里总是弧线前进,最后只能是游成一个或大或小的圆。

我站在游泳池边,给先生鼓掌,边上的人还以为我是给哪位小朋友鼓掌,其实,我在给我家那位"大朋友"鼓掌。先生在掌声中更加拼命地划动,透过清澈的水面,我可以看得见他右边的手臂和腿,明显不如左边灵活,呆木木得不听使唤。我心中生出一丝的悲哀,但很快就被先生那努力划动的身姿而代替。

即便如此,先生仍能在水中游起来,这让我们很兴奋,尤其是他自己,重新找到了以前的感觉,让他少有笑容的脸上,笑意盈盈。生活中失而复得的快乐,是更大的快乐。

自此后,有一段时间,先生就在我家小区附近的海顿公馆"健之行"游泳馆里办了年卡,练习了将近一个月,每每都是兴致勃勃地回到家。

从康复医学上说,游泳锻炼了病人的四肢配合能力,也是一种平衡锻炼,特别是体能的锻炼恢复。这么说,游泳是一种非常好的康复运动。

可惜,先生似乎有洁癖。一段时间后,他说游泳池里的水太脏,任我如何说服，他还是不愿意去了。

我在心里可惜着，但是又能怎么办呢？我无法将自己的想法用芯片植入他的脑海中，山不转水转，再想其他更好的运动方式来康复吧。

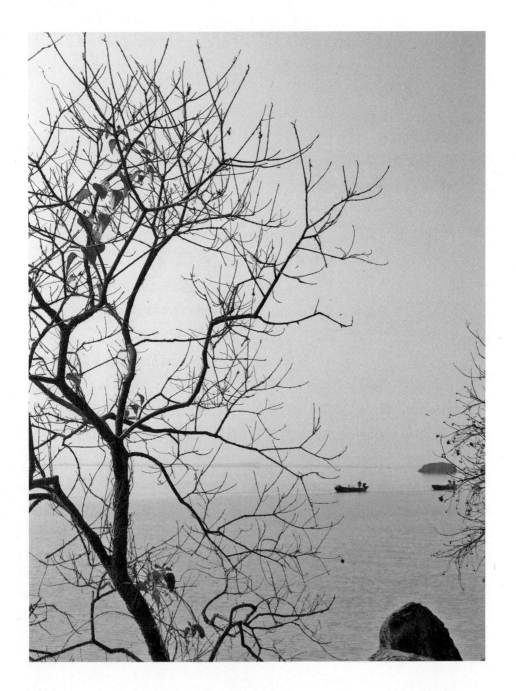

登上九华山

长时间的康复训练，已经让我和先生心生一些疲惫，甚至说疲倦。门外的美景，诱惑着我们想到自然里去走走。

去九华山！我突然生出这样的念头。

想起先生病重的时候，集团蒋董事长在电话里跟我说："小杨，我跟你说，你别急！我在九华山已经给广泉祈过福了，他没事的。你只需要每天早晨到观音菩萨面前烧炷香，祈祷祈祷就好了。"

人在低谷的时候，心灵总在寻找一种意念的支持，或者说一种超越现实的力量。

我就是如此。

于是，我每天早上洗净身心，着装整齐，来到观音菩萨面前烧香祷告。在那段艰难的日子里，我的内心借此得以宁静。

如今，半年过去了，先生一直在朝着好的方向发展，眼看 2010 年即将过去，是不是去九华山拜一下佛呢？感恩佛菩萨。

我和先生跟着旅行社来到了九华山，一路上的自然景观，是那么美好。秋冬季节的自然，色彩是那样淡然安静，淡然中包裹着一簇簇的热烈。酱紫的、橙黄的、红褐色的、灰白色的，宛如画家笔下的大手笔，我的眼睛看不过来了。名山大川如巨大的屏幕一样在眼前快速移动，这种美不同于哥国的绿意盎然。它是那样高远辽阔，让人打开心扉，和自然相融。

我们随着团队的游客一起行走在九华山的山道上，先生极力地迈着大步，跟随团队，导游也是不停地关照着我们，可是我们还是离队伍越来越远了。导游急得来回跑动，想让先生快点，可看着先生那样子，又如何再忍心催促；想让前面的队伍慢一些等候我们，可游人的兴致和浑身的力量，又如何是她

083

能控制得住呢。

"导游，你别管我们了，我和先生慢慢地走。等下山回合肥时，我们再汇合吧，别耽误别人了。"我说。

导游如释重负，一边朝前跑着，一边回头看着我俩。

那一趟九华行，的确辛苦。

我和先生走上一百米，稍事休息一会儿，再走再歇息。就这样，不知道多久，我们终于来到了九华山的最后一个大殿，也是梯级高度最高的大殿。抬头望见陡峭的梯级上的大雄宝殿，高大雄伟，气势逼人，香火很旺，烟雾缭绕。一群群游客，人头攒动。

我望着如此险峻的台阶，有点胆怯。

"我们别上去了吧?"

"上吧!"

先生给了我一句"上吧!"，就闷声不吭地开始了，一级一级，几乎是数着上去的，先生大汗淋漓，迈着他那不甚灵活、不甚有力的双腿，艰难地往上爬。我是提着心，小心翼翼地跟在先生的身后，踩着他滴落汗水的台阶，亦步亦趋地跟着。多少次，我假想着，他如果摔下来，我将怎么样抓住他。就这样，我们终于登上了大雄宝殿。

一览面前锃亮的屋顶、高远的天空、连绵的山峦，我们心旷神怡!

虔诚的香客络绎不绝，我们随着他们沿着大佛从左至右转圈，面前有四五位香客是匍匐前进，绕佛三匝。我在心里感激着，默念着，随着人流转到第三圈时，我的泪水夺眶而出，豆大的泪珠顺着脸颊滚落，滚落胸前，滚落地面，没有谁注意到我的泪水，连同行的先生也没有发现。我任泪水肆意地流淌，多日来的苦楚也随着泪水一起流淌……

登九华，是一趟心灵之旅，躯体再费力，只要有心的力量，就没有攀爬不上的高度。漫漫康复之旅，也是如此吧。

惊心动魄的一脚

2003 年，父亲病逝后，才让我顿悟人生的无常和短暂。之前，我只是一味地奋斗、奋斗、再奋斗，从未想过如何享受自然的美好、人生的幸福。

先生这次的大病，再一次让我感受到了生命的珍贵和美好。2010 年底，我将之前的轿车换成了一辆黑色的汉兰达城市越野车，七座 2.7 排量，宽敞舒适。我想象着双休和节假日，一家人出去享受大自然的美好和旅行的乐趣。先生看着心痒痒了，随着身体各项运动机能的恢复，他想开开这辆新车，过过瘾。

我想，开车也是一种康复方式吧。你看，右手换挡，右脚踩油门、踩刹车，并在油门和刹车间来回摆动，至于危险还没有想那么多。先生坐上驾驶室，我坐在副驾驶室里。还未定神时，突然间"砰"的一声，我整个人被惯性冲向座位下方，膝盖猛地撞向前方，钻心的疼痛。先生惊魂未定，车子在撞向石头墙面后，反弹停在绿篱中，发动机还在高速运转着。

他也是将刹车当油门了，一脚下去，2.7 排量的城市越野，像一头野马一样窜了出去。万幸，我和先生都没有大碍，估计墙被撞了大洞吧，下车看了一下，小区楼房的墙体还真够结实的，可是我的"黑马"却再一次受伤，这次可是重伤。

车子方向盘本能地被锁定，我们找来修车师傅后，才知道，车子的前大灯受损，前脸被撞坏，车子的大梁被撞弯。

太后怕了！如果在马路上，如果在人群密集处……我不敢设想。

自此之后，先生开始练习双手转转盘，专项练习右脚的左右移动或摆动。选择无人空旷处，练习驾驶。

一开始，我在边上坐着，心一直都提到嗓子眼儿，睁大眼睛盯着路面，不敢有丝毫的松懈。后来，看着先生行驶比较平稳，渐渐地也就不那么紧张了，但我俩经常因为行驶时鸡毛蒜皮的小事，搞得很不开心，你说我鼻子，我说你嘴巴。

先生开了一两年车子之后，坐在副驾驶的位子上的我，才算放松下来，享受地看着车外的街景或野外的风景，那一刻的感觉非常美好。当然，先生右手向左打方向盘仍不够均匀细微，右脚踩刹车也不够精微缓慢。

一位老练的司机，会让你感觉不到刹车，更不会让你跟着车子前后摇晃。先生的驾驶状况，表明他的康复要在细微、柔韧、平衡方面进一步加强。

直到2016年后，我是真正地享受先生开车了。我可以坐在副驾驶上，想心事，听音乐，甚至小眯一会儿。

这就意味着，在康复之路上，我们又突破了一个难关。这个难关付出了代价，汗水和惊吓，耐心和吵架。

康复之路，何其漫漫。

过个团圆年

　　西方的康复医学，中国传统的针灸和推拿，中药的调理，几方面的综合运用，再加上先生非凡的毅力，先生身体状况逐渐恢复，运动机能也是日渐变化，或者说是周见变化。一家人都沉浸在先生康复带来的喜悦中，尤其是我这个业余康复师。

　　先生能迈开步子走在小区里了，能像常人那样下蹲了，能在日常生活中完全独立了，能游泳了，能开车了，即便是把新车撞坏了……

　　2011 年的 1 月份，先生从省立医院出院回家，准备过年。

　　当我们和康复的病人告别时，他们的眼里流露出的是羡慕，羡慕，还是羡慕。

　　自 2010 年 7 月份生病开始，直到 2011 年 1 月份，我和先生基本上都在医院里度过。看到了那么多病人是多么苦楚，家属是多么无奈。

　　病房里，几乎没有笑声。有的是病人那面无表情的脸，是病人茫茫无望的眼光，是陪伴家属摇头叹息的声音。

　　而当我来到熙熙攘攘的大街上，看到那些为了生计而奔波的、身心疲惫的人，我觉得能奔波也算是一种幸福吧。因为当身体因病而不能动时，那时的痛苦真的是如渊之深。

　　我无限地同情他们，我似乎忘却了我和先生也是他们这一类。

　　很奇怪，自从先生脑卒中造成肢体运动机能受损后，我在任何场合下，一眼就能瞥见这一类病人。就如我年轻怀孕的时候，一出门就能看见和我一样挺着大肚子的孕妇。真的是心里有什么，眼里就会看见什么。

　　怀着一颗无限的怜悯之心，念念不忘这一群体的病人，这也是我下决心将我陪伴先生康复的历程写下来的主要原因。

也许，他们会在这里面读到他需要的东西。

2011 年的春节，年的意味似乎更浓。

儿子从大学放假回到了家，我们一家三口团圆了。为了这一个团圆，我们一直都在努力着，先生从不抱怨，从不叫苦，如牛一样勤勤恳恳地锻炼；我全身心地投入到康复事业中，学习康复医学的原理和方法，帮助先生进行康复；医护人员尽职尽责，亲朋好友关系帮助，只为这个家的团圆。

曾经，我想如果哪位企业家做慈善事业的话，就投资办个康复中心吧，我申请去那里工作。把西方先进的康复理念和方法引进来，和中国传统的针灸、推拿、中药辅助等相结合，再培训一批技艺高超、有着仁爱之心的康复师，为中国这么多需要的人服务，那该有多好！

现在想想，我是多么浪漫。

大年三十的那天晚上，我们打开了半年未开的电视，观看了春节联欢晚会。看完后，先生继续了他的日常锻炼，完成每一天的康复计划，我例行在计划表上逐项打了钩。每一个夜晚对于康复病人来说都是不可浪费的，我和先生就如农民一样勤奋、扎实地进行康复锻炼。

曾经，我也想过。那极其困难的时日，我是怎么熬过来的呢？我是个神经系统很脆弱的人，大约在 35 岁的时候，还有过轻度的抑郁。可这次面临的严峻形势，我居然挺了过来，也许是觉得肩上有担负，内心有目标，心里不那么纠结了吧。

春节一过，我和先生开玩笑说："你一岁了！"

是的，先生新的生命是从 2011 年的春节开始，随着岁月的流逝，先生从 1 岁，到 2 岁，直到如今的 8 岁。在这 8 年之间，他是一年一个样，虽然后期的变化不是那么明显，可是每隔一段时间，他的身体就会告诉你，他又进步了。如今，他已经完全"长大"了。

事实，再一次告诉我，康复绝不是一年两年的事，康复也绝不是过了最佳的时机后就无效了。康复是：只要你在继续，一切都在潜移默化中。

只要功夫深，铁杵磨成针。

在日常生活中康复

我和先生从九华山回来后，心似乎定了。

我们制定了每一天的康复计划，并列成表格，采用任务驱动式的康复训练。我将这张表格贴在家里最显眼处，每完成一项，就在对应的格子里打钩。

同时，在生活中康复，也是一个重要的理念和方法。

康复专家说，如果只是进行康复训练，病人的生活仍是由家人或护工代劳，那么康复的效果就不那么有效。

这半年，我需要陪着先生进行下一个阶段的康复，在生活中康复。

时至 2011 年的夏天，正是瘫痪病人康复的最佳时候，天热血液循环加快，肢体相对灵活，加之衣服穿得少，方便运动。

每天早上 5 点半，我和先生准时起床。先生需要自己穿衣、刷牙、梳头、洗脸，以及洗澡等，虽然动作慢了一些，但每一天都独立完成，每一天都会慢慢变快。

我会在一边做家务时，一边偷偷地瞄上几眼，看先生刷牙是不是用右手（患肢），一旦看到他用左手，我就会提醒他用右手。

我会看他梳头的时候，有没有将梳子从前额一直梳到后脑勺，因为他的手臂还不能转向后方；即便不能，也要向后方梳过去，梳着梳着，有一天右胳膊就可以转到后脑勺了。

我会看他穿袜子时，是否努力将右腿提到左腿上，还是省力用左手帮助，把右腿搬到左腿上，再来穿袜子。

我会看他洗脸的时候，是不是用右手拿毛巾了？

……

我就像一个妈妈对待孩子一样，一段时间下来，先生很烦我，说我是他的"对头"，老跟他过不去，我们有时居然像个孩子一样生气拌起嘴来。

比如说，系鞋带的训练。

我每天让他系鞋带，训练他右手的灵活性。

先生很烦，又不是真的要出门了，穿上鞋子系鞋带。无聊地系鞋带，的确太烦人，有时他哆哆嗦嗦系上半天，才把鞋带系好。

可是，如果没有这样反复的训练，假如真的要出门了，就一个鞋带要系上多久才可以出门去呢？我也不满地唠叨着。

先生在哥斯达黎加康复医院的时候，康复时穿的运动鞋鞋带经常散开，每次都是康复师狄亚娜单腿跪地，蹲在地上帮先生系鞋带。这个事情，他都不知道讲了多少次了，当然他是感激并感慨康复师的爱心和耐心。

说到鞋子，我想起了另外一件事。

先生因为卧床太久，右脚的跟腱萎缩，以至于行走时，他的右脚抬起的角度不够，不仅走起路来划圈难看，更糟糕的是，不能穿拖鞋。

一开始，我们买了一双带跟子的凉拖鞋，我让先生洗澡时穿着，每一次洗完澡鞋子里都满是水。可见，拉伸跟腱，练习提脚仍然是当前的一大任务。

每天早晚站斜板 30 分钟，分别练习提脚 60 个，每次三组，每组 20 个。这对于常人来说，简直不是事情，可先生做得很艰难，尤其是日复一日的训练，让他觉得索然无味，甚至厌恶。我不断鼓励他，并对他严格要求，同时任务驱动法也让一向严谨的先生坚持做下去。

几个月之后，他的带后跟的拖鞋终于可以换成一般常用的拖鞋了，穿着拖鞋也能在家里自如地走来走去了。当然，上楼梯的时候，还是不方便，拖鞋常常挂不住，会在抬腿的一刹那间掉下。

这意味着还要继续练习。

生活中康复还要特别注意的一点就是洗澡。

卫生间易滑，而此类的病人身体不灵活，患肢一侧的脚没有把持力，甚至脚趾头没有一丝的力量能把住地面，特别容易摔跤。

另外，瘫痪病人另外一个大问题，就是平衡感很差，一条腿站立瞬间就会摔倒。

所以卫生间的地面要放上防滑垫，避免沐浴液太滑，同时一定要放把椅子，让病人坐着洗澡；或者是洗完之后，坐着穿衣。

先生一直坚持了几年之后，才终于不需要椅子帮助。这里面，有着肢体运动功能的恢复，也有着运动平衡感的恢复。

日常生活的康复，每一天都在进行，而随着日常生活中问题的解决，病人也就逐渐可以自理了，也将不再是严格意义上的病人了。

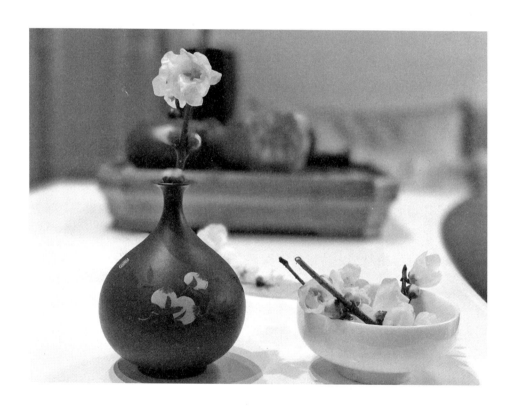

家里成了康复中心

为了让先生能在家里练习走路，我们将客厅、餐厅的东西尽量减少，并从北到南贯通起来，这样在家里创造出一个最长的直线距离，好练习走路。

早晨起来，先练习走路。

首先是原地抬腿，将大腿抬到平行于地面的高度，虽然做不到，但脑海中的意念必须达到这个高度。练习一段时间之后，先生稍有进步，我就再提高要求，让先生将手平放在大腿要抬到的高度，每次抬腿时，腿要触到手的高度才算合格。先生有时会马虎了事，长时间的单调练习，的确会松懈下来，所以我一边做家务，一边不忘督促，这个时候，我不是康复师，而是监工了。先生因为用力而涨得通红的脸，不满地看了我一眼，我估计他太累了，于是心里有些不忍。

然后是练习抬胳膊，从康复医院回来以后的抬胳膊练习，全是负重的练习。

从一开始的手拿 1.5 公斤的小哑铃，到半年后的 3 公斤哑铃，一年后换成 6 公斤的哑铃。每次手持哑铃，上举三组，每组十至十五个；再平举三组，每组十至十五个。还有就是手持哑铃的回握练习，也是三组。

有的时候，先生手拿不稳，哑铃掉地。只听一声巨大的声响，地板裂了一块，又过几天，再次听到哐当一声，地板被砸下一个小凹洞。就这样，家里的地板砖平添了许多的花纹，好在没有砸到自己的脚，算是万幸。

接下来是爬楼梯。

家里一楼到二楼的竹板楼梯，先生每天早上要爬上爬下 10 趟，对于常人来说，不是难事，可是先生每上一个台阶，都要费力提腿，10 趟下来，浑身大汗。每次他下楼梯时，样子十分可怕，四肢极不协调，人似乎就要栽下来一样，我走在他的身后都是提心吊胆。好在他稍有不稳，便手扶扶手，避免了危险。

半年下来，楼梯的竹板被踩开裂，还有几个台阶的贴脚线被踩塌。好在后来出去爬山了，否则楼梯将要报废了。

爬楼梯，是康复病人很重要的一项训练。记得在省立医院康复中心康复时，硕大的康复大厅里就有一座楼梯，专供康复病人使用。一开始康复师让病人反复练习双脚上楼梯的步子，并交替训练双脚先后不同起步上楼梯。哥斯达黎加的康复医院，也有个楼梯，只是那个时候，先生还不能达到练习上楼梯的水平。

上下楼梯，会练习到大小腿各块肌肉群，以及向上抬大腿，向后提小腿的功能，同时脚要勾起来向前迈出去。既有力量，又有协调。这样的运动，对于脑神经的刺激效果尤为明显。

费力地爬楼梯过后，将是舒缓的运动，练习走路。

从北边的餐厅走到南边的客厅，再从南边的客厅走到北边的餐厅，如此，循环往复达几十趟。练习抬腿、提脚，纠正之前的划圈现象。这样的走路，是在意识支配下的走路，和我们平常的走路完全不一样。

最后是横着走，如螃蟹一样的横着走。

先生练习横着走路，可不像螃蟹那样自如。

先生前后走的姿态很接近我们正常人了，可是横着走的时候，就是一个典型的中风病人模样，身体揪着，胳膊向上夹着用力，患肢右腿猛地一顿往上提，才将步子往左挪上一步。当先生换向右边横着走时，更为费力，先将患肢右腿猛地一顿往上一提，再猛地放下，就像机器人一样，却没有机器人的稳当。

每天横着走的训练，最让我烦心，看着先生那不堪的样子，我便想到康复之路的不易……

稚拙如孩子

先生重病治愈后开始康复，他自称是新的生命开始了。

第二个年头时，我也开玩笑说，今年你两岁了。

又过一年，我说你三岁了。

他的有些动作训练真的如幼儿园的孩子那样稚拙。

他常常是手拿筷子，拿着拿着，突然之间就掉了。常常是走着走着，一个踉跄，吓得一边的我心都提到嗓子眼了，如果摔上一跤，那可不得了。本已恢复，再来个骨裂或骨折的，那就不能进行正常的康复训练了。

记得有一次家人聚会。

他在用筷子夹一根藕条，怎么也夹不上来，大家见状便将转盘按住不动，好让他夹菜，可是，左夹右夹，藕条就是夹不住。一边看着的我，也在暗暗使劲。先生见大家这样照顾他，可他还是夹不上来，非常不好意思，放弃了，我只好帮他夹来了藕条。

家人仍在有说有笑地吃着，我瞥见一旁的先生，黯然神伤，吃饭一开始的高兴劲全没了，默默不语，不动筷子。

什么时候，这双手才能运用自如呢？我们俩虽没说什么，但此刻内心都充满了焦虑。

从最基本的练习开始。

每天晚上练习用筷子夹豆子，将一个碗的豆子夹到另外一个碗里，如此每天练习，好在先生是个很有定力的人，不急不躁地在那里默默地夹着。

我们模仿哥斯达黎加的康复医院，买来几板夹子，放在一个格筛里，再找来一根细长的棍子，如小时候上学时老师使用的教鞭。先生用左手拿着这根棍子，用患侧右手拿着一个个夹子从低处夹起，一直夹到棍子的最高处，越来越难，越来越慢，当五颜六色的塑料夹子夹满棍子时，就如彩旗在山头上飘扬般昂扬和壮观。接下来，先生再从棍子的最高处将夹子一个一个地拿下来，放满了整个格筛。

这个训练项目，既锻炼了抬胳膊，又锻炼了手指的力量和协调，包括左右的协调配合等。这个过程循序渐进，反复刺激神经系统的代偿恢复。

为了让右手的手指功能恢复，每天还要练习"对手指"。

何为"对手指"？

用大拇指和其他四个手指头分别相对、相捏，训练到后期的时候，大拇指和小指的对捏还不够准确和有力。其实，卒中病人肢体的瘫痪，某种程度上来说，比孩子的成长慢得多，也难得多了。孩子是自然而然长成，卒中瘫痪病人每一个动作和肢体功能都需要康复训练才得以恢复，有时还难以恢复，或者说只能部分恢复。

从哥斯达黎加带回来的一些康复器具，我们还在利用，比如说有一种钳子，类似于老虎钳子，比老虎钳子小一些。主要就是训练患侧手的握力，如何握紧手指，让五指发力，需要用这个钳子反复去捏握。为了检测先生右手力量的恢复，我经常说："你扭我啊！你掐我啊，或者是右手使劲地攥我手、胳膊。"甚至大声说："用劲！用劲!"直到有一天，我感觉真的很痛了。

就是在这样长期反复训练下，先生的右手功能逐渐恢复了很多。有一天，我听课太多，回到家里头很疼，他居然能用右手帮我按摩头部，且还有一定的力度了。

如今，他的右手基本上自如了。

玩　球

　　枯燥的康复，日如一日。任务型的驱动，也有了厌倦的时候。我们开始创造性的康复运动。

　　我们首先买来了皮球。

　　先生每天玩皮球。一开始，我陪同他训练，互相扔球接球。后来，是他独自训练拍皮球，每次拍三组，每组达50个。这对于常人来说很容易，可先生要完成这个任务，每每累得满头大汗。因为他拍几个时，球就会跑掉，或者飞了出去，控制球的角度和力度是他很难把握的。

　　常常是先生在家拍球练习时，就是我家鸡飞狗跳时，好在邻居都上班去了，否则还以为我家在干什么呢。

　　拍皮球过了一段时间，先生兴趣和耐力都减了，再说也得到了很多相关的恢复，最后他能站在原地连拍十个左右的球了。

　　我们后来开始改为打羽毛球。

　　当我兴致勃勃地把羽毛球器具买回家后，先生居然连球都发不出去。左手拿球，右手拿拍，往前击球的时候，不是球掉了，就是拍子偏了。这样的事情如果不是亲身经历，连我都难以相信，怎么会是这样？

　　卒中瘫痪病人，肢体之间的协调性也是需要康复的，先生的左右手之间的协作是需要训练的。卒中瘫痪病人，远远不是能走路就完事的，太多太多的艰难困苦摆在我们的面前。

　　我们先从掂球开始练起。

　　先生用羽毛球拍开始掂羽毛球。一下子掂起，就算成功了；连续掂起几个球，那就算是进步了。就这样练习了一段时间，有时候先生会把球拍和球一起扔了出去，一旁的我忍不住哈哈大笑，他则在一旁傻傻地站着赔笑。

如此，一段时间。

我和先生来到小区的道路上，开始对打羽毛球，我们俩像模像样地穿着球鞋和运动衣，一副运动健将的装束。

一般情况下，球是一来一往，慢慢地，球可以在我们之间多了个来回。后来，有了突破，球可以在我们之间有三四个来回，甚至五六个来回了。我们打羽毛球不需要任何技巧，目的就是双方能接住球，特别是先生能接住球。为了让他能接住球，我往往是把球送到他跟前的，哪怕是送到他拍子的上方。让他接住球，就是给他以自信和兴趣，否则他不愿意了，我还得求着他打球。

陪先生打球的耐心超过了我以往所有的耐心。儿子小的时候，我也没有如此陪他打过球，但现在的我是个康复师，康复师是不能以自己的兴趣和喜好来工作的，我一心只想先生快点恢复。

打着，打着，球被先生打到树枝上去了。

打着，打着，球被先生打到墙外去了。我们的羽毛球，基本上不是打坏的，而是被打丢了的。那个时间段，我们买了好几管羽毛球。

看着先生能前后左右迈开步子接球、发球，我感觉羽毛球的训练效果达到了。

接下来，开始转场了。

小区会所里有乒乓球台。

打乒乓球，是 20 多年以前的事情了。那时我在合肥郊区常青镇的洪岗小学实习，学校里有乒乓球台，一起实习的两位男同学经常打乒乓球，我也在他们的带动下，学会了乒乓球，没想到若干年后的今天，派上了用场。

乒乓叮当

一开始，先生仍然是在家里练习掂球，用乒乓球拍将球掂起，如能顺利将轻巧的乒乓球掂起就意味着成功，即便是球掉了，先生反复地弯腰捡球也是一种康复运动。卒中瘫痪病人连弯腰这么简单的运动机能也是要康复的。没有经历过，怎么会想到这些？

我也重拾过去那点乒乓技能，也就是能把球来回打几下，至于什么发球技巧、扣球、抽球等，我根本不会。再说对于先生现在的水平，我的技能足够陪练，甚至绰绰有余了。

在小区物业处，我办了个年卡。

每天晚上，灯火通明时，我便和先生来到小区的会所。只听见乒乓乒乓之声不绝于耳，更听到乒乓球轻盈地掉落地面的声音，绵绵不绝。球会滚动很远，直到墙边。为了避免球滚落太远，我们将身后用器具挡了一下。否则，偌大的会所里只能看见我们俩跟着球跑、追球捡球的身影。

会所里很暖和，温暖的灯光将会所大厅照得通亮。我们不一会儿，便浑身发汗，于是，轻装上阵，继续再打，好一个酣战！每次我们不断地捡球、发球，再捡球、发球，足足练上 1 个小时，以至于小区里不明就里的人，还认为这一对夫妻是乒乓球迷呢。

好玩的是，逐渐有其他业主也来打球了。有的时候，我们还得等上一会儿，两张球桌都有人在打乒乓球。

先生的乒乓球，主要的打法就是向上空发球，或者向斜前方发球，而我主要是接住后回打，先生再接住抛过来。就这样，能有几个来回就是幸事了。

我们一次次突破，从一开始的一来一回就掉球，到后来的十几个来回才掉球，进步已经十分大了。渐渐地，先生开始练习反腕扣球，这个简直是巨大的进步了，他的反转手腕是在扣球中被唤醒并逐渐康复的。每每他扣球过来，我十有八九是接不住的，这个时候先生就沾沾自喜，觉得自己水平很高呢！

我的乒乓水平也在陪练的过程中得以提升，什么角度的球，我都能接住了。左跑，右跑，向前伸，向后退，甚至是转着圈儿去接球。眼要快，脑要灵，手脚更要迅速。有时先生打得很奇怪的球，我都能接住。

有一次，我们打得正开心，来回十几个都没有"死"，白色的小精灵在我们俩之间来回跳动。

但，人往往不能太得意。

我和先生沉醉在这流畅而爽快的乒乓运动中，忽然，先生一个趔趄，乒乓以快速而出格的角度猛地飞向我身后的远处，我本能反应，一个箭步向身后方跨过去，只听一声脆响，然后是剧烈疼痛，我的右脚不能动了。

我为乒乓受伤了。

脚踝处立即鼓起大包，出血泛紫，我只能一步一挪地下楼回家。一旁的先生想帮我，但也无力帮我，将就着搀着我，一步一停地走回家里。回家后，我立即冰敷、冰镇，忙活了一晚，心想休息一会也许没事的。

之后，我还到处忙活，脚踝处时不时疼痛，我以为是正常。直到有一天不得已去医院检查时，才发现是骨裂了，几片碎骨仍分离着，并未愈合。我立即打石膏，赋闲在家休养。也就是在这段时间，我忙碌的心终于被迫静一静了。

每天，架着双拐，单腿蹦上二楼，蹦下一楼。更多的时候，则是静静地捧起一本书，在一杯茶、一本书的陪伴下，我安静地待上了20多天。冬日的阳光房里，我一边享受着暖阳，一边享受着书本里的阳光和明亮，这些温暖和光亮，慰藉着我这颗惊吓而慌乱的心，温暖着我一次次承受打击之后的冰冷身躯，也让我在忙碌和琐碎中看到了未来和希望。大自然，人世间，还有那么多的智慧和美好。

一段时间之后，我又充满活力地开始忙碌起来，继续我的康复工程，陪伴先生再次启程。

先生上班了

忙碌的光阴，总是匆匆。

转眼间，已是 2011 年夏天。在这一年间，先生单位的领导们也多次来我家看望先生，有一次蒋董事长带着公司的几位副总前来我家，先生自然高兴，看到曾经一起工作的领导同事们，那种激动还是难以抑制的。蒋董事长紧紧握住先生的手说：

"广泉啊，准备东山再起！"

先生呵呵地笑着。

先生在单位奋战多年，从 2007 年至今十多年了。

如今过了一年的时间，先生和外界基本上没有联系，全身心投入到身体的康复中。运动康复，让先生现在的生活技能逐渐康复，是不是可以出去工作了？

记得在哥斯达黎加康复中心康复时，康复师就提到过这个理念，在工作中康复。针灸医院、省立医院的医生们也是这样说。先生一提到上班，眼睛也是发亮。

先生开始上班了。

每天早晨 5 点起床，锻炼一会儿，然后是吃早饭上班，当他再一次拎起他的电脑包走出门外时，我长长地舒了一口气。

窗外的天空是那么明朗高远，清晨的花草树木在阳光照耀下，是那么欣欣然，先生的背影消失在小路拐弯处。那时，他仍享受着总工的待遇，有专车接送，车子发动驶去的声音，是那样动听悠扬。

人一上班，精神状态立即不一样了。先生开始注意到自己的着装了，在家康复时，上衣是套头的运动装，裤子是有松紧带子的，用不着扣扣子、系裤带。一上班，新的挑战又来了，上衣扣扣子，裤子系裤带，鞋子的鞋带也要系。这对于先生又是一个现实考验，不仅会，而且还要快。他，往往手忙脚乱。

双手配合，这样才是正确而有效的康复之路。

有一次，我瞥见他正在单手扣扣子，左手熟练地在那里忙碌着。

"不行！"我人连同声音一起过去，先生很不情愿地拿起右手和左手配合着。这样的左右手协同做事，一开始也许很慢，但是慢慢地将带动右手的康复，最终真正恢复工作生活技能。

听先生说，上班开会需要记笔记。好在是，先生之前也专门训练写字了。只是，现在记笔记的速度比较慢，只能记录一些关键词句。另外，字迹再也没有以前的流畅潇洒了。一场重病，丢失的东西太多了；当然，一场重病，也让我们得到了许多。

工作中的康复，是生活中难以企及的。

先生的工作基本上都是在电脑中完成，于是左右手的协作敲击电脑键盘是必需的。先生就在工作中，由起初的一只手到两只手，由右手的单指敲击到五个指头协同作战。这是在家里任务驱动型康复无法达到的效果。

上下班时，总得要上下楼梯，不可能总是坐电梯。于是，上楼和下楼是必需的，这样的康复，也比家里的爬楼梯有了更多的动力。

就在先生上班一年之后，他还和公司相关人员前往德国、法国考察相关的项目。两年后，他又一次登上飞往异国的航班，内心又是怎样的一番感慨，内向的先生并没有向我描述。当然，这两次都是两个星期左右的时间，他的身体也许再也不能像以前那样，一去几年了。

是的，曾经有一次，我们一家人去野外烧烤。

弟弟选择在董铺水库附近的一处野地上，远处是清亮亮的水域，还有那广阔的原野。弟弟将从水库钓的鱼现场烤着吃，先生也是开心得很，晃悠悠地走在高低不平的砖石间，一个趔趄，摔倒在地，结果脸被划破，双手鲜血直淋。

这个事实告诉我们，先生不可能再去工地了，他只能在办公室里忙忙了。每当他到公司的项目现场时，我都担心他上工地。曾经能爬上几十层脚手架的先生，现在连正常行走在工地不平的路面上都成了困难，因为平衡感和腿脚力量都还没有完全恢复，如何能再上脚手架？再走凹凸不平的工地？

　　不能出国负责项目了，不能去工地身手自如了，这是一种失去，也是一种所得吧。自此，我和先生20年聚少离多的日子终于结束了。

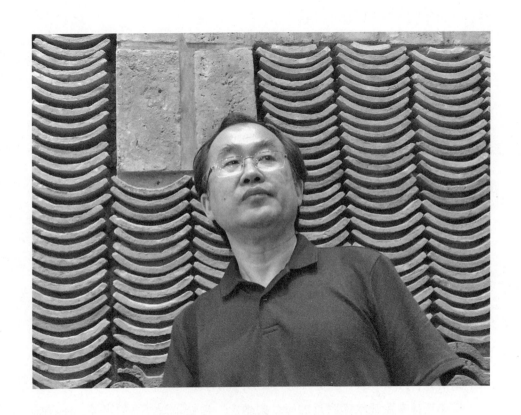

走啊，走啊

我所居住的小区不大，环绕小区一周大约 1 公里。

先生上班以后，锻炼的时间大为减少。每天早晨匆匆做了 20 个不太标准的俯卧撑，再练习几组哑铃，便赶去上班了。

晚上走路是每天必做的功课，风雨无阻。必须走啊，走啊。

吃过晚饭，稍事休息，先生便开始快走。先生甩开膀子走路时，仍可以看到身体被腿部带动的感觉，甚至脖子上有点一伸一伸的，按照医生的说法，这是一种机体的代偿功能。正因为腿部没有完全恢复，所以上肢会有部分代偿功能来弥补腿部力量的不足。但甩开膀子走路，已经是先生乐不可支的一件事了。

整个小区的人，虽然叫不出先生的名字，但都知道小区里有个中年男子因为卒中瘫痪，现在在努力康复。每当邻居说起这件事时，都是一种赞叹的口吻，先生很自豪。

邻居有个爷爷 70 岁左右，也是同样的病症，每天坐在轮椅上，由奶奶推着出来散步，看到先生自如地快走时，眼里流露出羡慕的眼神。先生热心地停下脚步，和爷爷奶奶细说：如何如何康复，如何如何坚持，直把两位老人说得两眼充满希望。

何尝不是如此呢？

自从先生生病以后，我们经常在不同场合都看到脑卒中病人，每次我们都报以同情的目光，甚至走上前去主动交流，想把自己的方法经验传递给别人。

从春到夏，从夏到冬，每一个傍晚或夜晚，小区里都会有先生行走的身影。

遇到雨天，他会打把伞继续行走；遇到雪天，他会穿上防滑鞋子坚持行走。有时候，忙完家务时，我也跟着一起走，一边走一边看他走路的姿势。

"把腿抬起来！"

"把脚迈出去！"

"双手一起甩动起来！"

……

我会在一边不停地啰唆，先生大多数时能听进去我的意见，不高兴的时候就不理不睬，走他自己的路。

为了纠正他的姿势，我前后左右拍他走路的照片，再分析给他看，或者是跟前跟后录像，给他看走路的动态。每每，他显得很满意，总是说：很好啦！

而我总是说：

"脚尖再提起点，用脚跟先着地就好了。"

"大腿能再提高点就好了。"

"小腿能再往后提高点就好了。"

女人总是啰唆些，总是担心别人不明白自己的意思。

我跟着先生一起走路，有一天突然发现自己的体能也在发生着变化。原来的我在小区走路，基本上是两圈就走不动了，现在的我居然能走三圈，还不是很累。而先生这时能走上五圈，并乐此不疲，速度也在不断地加快。

有一天晚上，他欣喜地说，有一个好消息告诉我。

"还有什么好消息？儿子尚在大四，也没听说要干什么。"

"我能小跑一段路了！"先生笑嘻嘻地说。

"哈哈，你跑给我看看。"我高兴坏了。

先生嗖地跑出去了，两脚小步地往前跑着，频率很快。步子很小，这哪里是跑？好像竞走运动员，但没有竞走运动员的步子大。我心里有股说不出的感觉，但为了不扫他的兴，我仍然开心地说："太好啦！太好啦！"

2015年，滨湖举办巢湖"毅行"活动，从安徽名人馆出发，走到中庙小镇。先生想一试身手，我有些担心，一怕他走不了那么远，二是担心路上安全问题。最终我们想了个两全其美的办法，先生跟着大部队行走，我在其后开车跟随，然后沿途在长临河、四顶山站点等候着，一旦有什么，我立即开车过去救驾。

实际上，我的担心是多余的。

先生一开始虽然被大队人马丢下，但他一直坚持走下去，直到终点，还领取了"毅行证书"。看着他拖着那条极为疲惫的腿，我从内心升起一种敬佩，真的是有毅力！这种毅力也许是他一路行走到现在而不倒的真正原因吧。

从病床走下地，从国外走回家，从小区走到湖边。

毅力，对于康复病人来说，是仅次于方法之外的另一个重要因素。

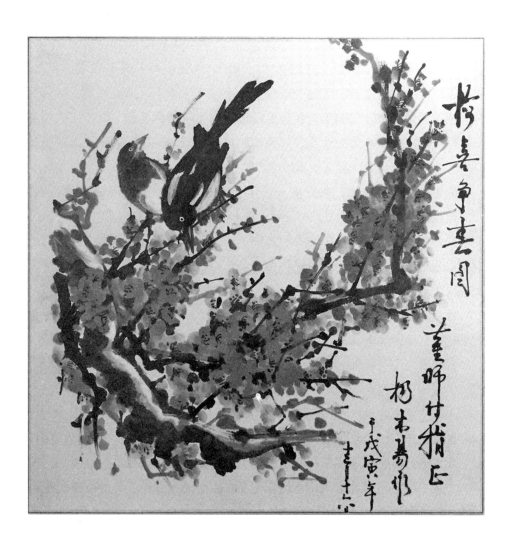

指间运动

康复医学研究表明，上肢优于下肢，大动作优于小动作，精细动作最难康复。先生的康复过程中莫不是如此。

先生的老父亲将他的一对健身球送来了，让先生每天晚上练习一会儿。一开始，先生没转几下，就会"哐当"一声，将球掉下，满地滚动的两只钢球，不知钻到哪个旮旯儿去了。我是专门捡球的，弯腰撅屁股，用扫把从旮旯儿里把球拨了出来。不出一会儿，球会再次掉下，如此，我再帮着捡。即便是这样，我也是乐意的，看着他不停地练习，我的心才安宁。

先生康复的第一年，我们从未打开电视机。自此之后，也极少看电视。每个夜晚都会被先生的康复训练充斥，节目单调，却乐此不疲。

接着我们换了一对稍小一些的核桃，让先生在右手中盘着，这样盘动的时候，五根手指都会运动到，使得精细动作得以训练。核桃即便掉下，声音很轻，也容易捡起。只是没玩多久，先生就没有兴趣了，我看着有些急。

在茶行里，我看过有的茶友喜欢玩串儿，不停地用双手摩挲着，甚至拿刷子刷，直至串儿的珠子珠圆玉润。朋友送了我两根串儿，都是金刚菩提子的，我带着先生一起玩，想哄着他玩串儿，一旦玩上瘾了，岂不是我就赢了？谁知，先生不好这一个。那个金刚菩提，至今还静静地躺在那儿。

怎么才能更好地恢复手指的灵活呢？

康复医学上，是让患者的手紧握，然后再立即弹开四指，快速而有力，如此反复地做。在我的不断提醒中，先生做了一段时间，但这种有意识的训练，一旦处于无意识的时候，便被忘记。先生恰是无意识，我的有意识也会随着生活的忙碌而忘记。

就这样，没有规律的间断练习，先生手指的灵活性还是得到了提高。那天，他把手伸出来给我看，说：

"你看我手指弹出去时都有声音了！"说着就来了一下。

"啪！"一声，四指向外弹开。

我记得看过练武之人是如何练就一副铁砂掌的。

我们也模仿着，把半桶米放在先生面前，让他不停地抓米、松开。直练得满地都洒满了米粒，先生满胳膊都是米灰。大概练习过三四次，先生就不玩这个了。是不是太无聊了？还是我没有跟着督促？可能是任务型驱动没有实施吧。

如果先生能坚持玩串儿、抓米，现在说不定真的练就出一副铁砂掌呢。

至此，生活和工作基本没有问题的先生，包括我这个业余康复师都有了些懈怠了。

老家农村的亲戚时常会给我们一些新鲜的、原生态的毛豆角，剥豆子也可以锻炼先生的手指。我开心地一大包一大包往家里拎，吃过晚饭，走了路后，我和先生就坐在灯光下剥毛豆。

男人不喜欢做家务，也许就是从剥毛豆开始的。

先生总是推说手疼，要不就是说要上厕所了。为了让他多剥些毛豆，我们俩是任务式的，每人面前一堆毛豆角，估计差不多的体积。我是个赶活儿的人，加之动作快，往往是我剥完了面前的一堆，先生还剩下一半。于是，我只好帮助先生继续剥毛豆，到最后反倒是我的手指剥疼了。

有的时候，先生也赖皮，悄悄地将他的毛豆角往我这边推，又被我推了回去。实际上，我们都尽了自己的力量，他又怎么能如我的一双巧手呢？

亲手剥的毛豆，味道极其鲜美。青绿色的毛豆米，鲜亮亮的，一口下去，满嘴鲜美。

过了剥毛豆的季节后，我们又迎来了收花生的时候。

开始剥花生了。剥花生可不是一件快乐的事情，晚上剥了一会儿，两个手指头都捏疼了，第二天做事的时候，还偶有疼感。照例，我和先生剥花生，也是任务式的驱动，否则，我剥五个，他只会剥一个的。从做家务中来康复，先生并没有运动康复那么积极主动。

同样的尝试，还有剁菜。

拿起刀，用力切菜，或者剁菜，对于脑卒中瘫痪的病人来说，也是难事。

那种往下的力量没有，菜刀往下的角度也是不对，容易出危险。为了锻炼先生的腕力，我们将大大的砧板放在地下，让先生拿起菜刀学习剁菜。

结果是，砧板上是菜，地面上也是菜，大大小小的菜横七竖八地躺在先生的四周。不一会儿，先生直嚷嚷不干了。他弯腰久了，不行；他蹲在地上，根本不稳。于是，在砧板上练习剁菜这个项目，一次就作罢了。

当然，日后在日常做家务的时候，先生还是渐渐地恢复了切菜和剁菜的功夫。每每，我也有些害怕，我会在自我想象中吓唬自己。比如，剁到手上咋办？菜刀掉地上砸到脚怎么办？但是，虽然害怕，康复还是要进行的。

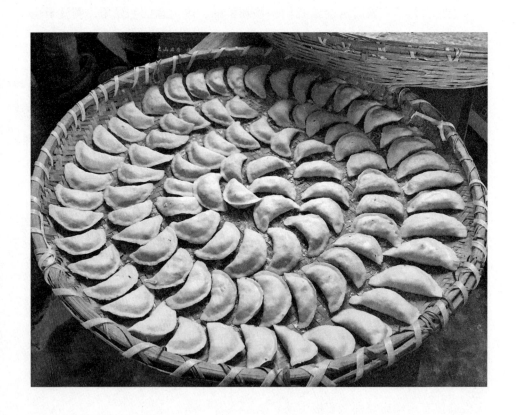

"文化康复"

从没有见过什么"文化康复"，这是我命名的一种康复手段吧。

早在哥斯达黎加康复期间，医生就让先生每天练习读一段文字，这是在运动口腔及舌头，通过口腔和舌头的运动，刺激相应的神经系统，唤醒神经系统和代偿功能的建立。

在哥斯达黎加期间，我们坚持了一段时间，每天大声朗读。后来先生说话日渐清楚，我们也就淡忘了这项康复训练。倒是后来在省立医院康复期间，我们看见一位行长先生因为脑出血造成言语功能的丧失，他妻子每天推着轮椅送他去功能室里训练发音、说话，从单个韵母发音开始练习起，不知道后来这位行长的语言功能恢复如何了。

先生从医院回家康复的时候，我们计划是每天写一面钢笔字。16开的那种笔记本，每天一面，日日坚持，并在后面注上日期。一开始，先生试图写日记，但没过几天，他就改成抄写文字，随手拿来报刊，照抄一面。

先生开始试写时的第一页内容是这样的：

> 我于2010年7月在哥斯达黎加生病，现在安全回到了国内。感谢外经建设集团的蒋董事长及相关人员，感谢所有给予我帮助的人，特别是我的妻子，如果不是她前往哥斯达黎加，我将非死即残……

他一向忠厚，一向忠诚。这样的话语，书写之前，从未听他和任何人说过。

先生一开始抄写时，一笔一画抄完一面，需要三四十分钟，笔笔有力，但笔画有些歪歪扭扭，字体无法和之前的书写相比。我心中还是有些难过，先生之前的钢笔字流畅有力，潇洒有度。如今，一切都过去了。

先生就这么坚持每晚抄写，半年之后，竟然写完了两个本子。翻看这两本抄写的页面，明显感觉到第二本的字比第一本的字好看、流畅；每一本后面的字比前面的好。越写越好，这是无疑的，书写的训练，锻炼了腕关节、指关节和手指指间的协调等。也锻炼了大脑神经，手指的每一次运动，无不是脑神经末梢的运动。

记得在哥斯达黎加的康复医院里，还有织毛衣的康复训练，当然这对于女性患者来说是最适宜的康复训练。

没想到第二年先生上班后，用手写字的训练还真派上了用场。每当开会记笔记时，他多多少少能记下一些会议的内容。

文化康复的另外一项，就是使用电脑。

先生上班之后，每天使用电脑打字、绘图，这些都是对于手指的康复。关键是这样的康复，无需兴趣、无需计划、无需陪伴，这就是工作对于康复病人的益处。

先生又能在电脑上操作了，后面的两年中，还撰写了三篇论文，发表在相应的建筑方面的刊物上。这三篇论文，是他用尚未完全康复的右手敲击键盘而成，也为他后期的正高级工程师的评比，打下了关键性的基础。

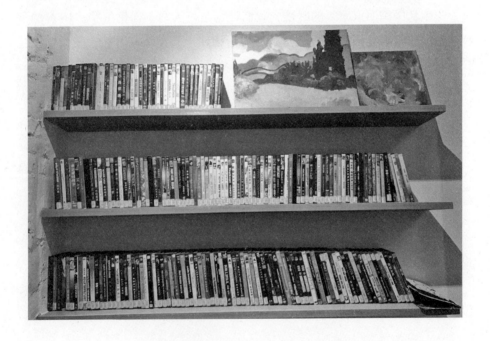

清明时节去田野

又一个清明时节，我陪先生去他老家上坟。

先生的祖籍是寿县，但他自小跟着外婆长大，生活在庐江县石头镇的乡下。在合肥区域看，那里算是一个水乡了，水田很多，清明时节可见一块块清亮亮的水田，泛着阳光。还有田埂上的青青小草，各色小花，春意盎然。

我们穿过青青麦田，走过已经初开的油菜花地，去他外婆的坟头。

外婆是一位温婉而清秀的女子，即便是在 70 多岁的时候，仍然可以看出她的有礼、贤淑，虽不是大家出生，却宛如大家闺秀。

先生在一岁多的时候，被送到外婆家，一直跟着外婆生活，10 岁以后才回到合肥上学。多年的共同生活使先生和外婆的感情非常深厚，已经不是一般的祖孙关系了。

等我们都到了外婆的坟头那块地时，先生仍在不远处踟蹰着，转过来又转过去。难道是他又难过了吗？外婆去世都十几年了，我在心里嘀咕着。

又等了一会儿，我才见先生从另外一个方向绕过来，也许是他在回忆儿时的情景吧，毕竟这边的沟沟坎坎都留下了他儿时美好的回忆。

一番上坟的仪式进行完之后，我们回到村里。

走着走着，我们遇到一个缺口，这是田与田之间的一个小缺口，大概只有一尺半宽，是农民用来放水、调节水田水量的。

只见先生折返绕道，我很疑惑。

"为什么回去啦？"

"我跨不过去。"

这时的我才明白，先生连这个一尺半左右的缺口都没有把握跨过去，所以之前才会那么绕来绕去，寻找一条没有缺口的田埂。

一个几岁孩子都能跨越的小缺口，先生却跨不过去。这是因为脑卒中瘫痪病人康复过程中，腿的弹跳力及向上向远的爆发力都不够，才会造成这样。他们走路看似很好，基本上和常人无异了，可是一遇到这样的检验，就可以看出康复过程中的阴影区。

所以，才有这样的说法，最好的康复是在生活中康复。生活中的康复，不仅是在家里康复，还要走到大自然中去。那样的话，种种的情况会让你发现身体的不足，然后有针对地进行训练。

回来后，先生就开始练习跨越。

设定一定的距离之后，用左右腿交替迈出大步进行跳越，不久之后，即见效果。后来再去田野里时，一般的小缺口对于先生来说已不在话下了。

康复，一旦钻进去，是个有意思的事情。我这个业余康复师，不断地在先生身上找情况，然后和先生一起去攻克。见到体育老师时，我也和他们讨论骨骼结构、肌肉群分布和如何活动才能锻炼到身体各个部位等。

康复，一旦进行下去，就会是一个良性循环，越来越好。如果不去主动作为，身体就会越来越差，功能也会逐渐丧失。

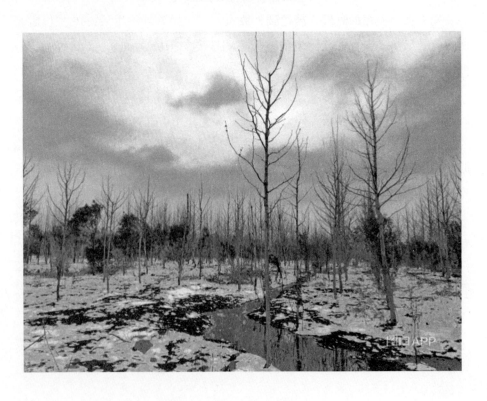

自然之子

人是自然之子，走入自然就如扑向母亲的怀抱。

久违了，大自然。当我和先生走向大自然时，我们是那么兴奋，一切都如初见那样。春天的小草泛青，树叶发芽，水面粼粼，都会引发我们无限的感慨。生命，无处不在；美丽，无处不有。

我们来到西扩公园，看见了树林一片，绿草如茵，小河悠长；看见了游人成群，迎春花一片金黄；看见了荷塘里的荷叶枯槁而孤傲，清澈的水面映照出它的诗意和坚强；看见了河边的芦苇荡里的芦花迎风飘扬，它熬过了严冬；看见了花坛上落叶灌木，枝枝泛青吐绿。春天，生命力开始萌动、生发。

先生欣喜地走在这个美丽的春天里，虽然步子不甚完美，但走在春天里的步子也有着春的活力。很明显，走路的姿势渐好，走路的历程渐长，走路的步子渐有力。

夏天，我们来到巢湖岸边。

阳光虽烈，水边清凉，走在巢湖岸边，看水中的老柳。多少次浪涌水淹，多少次风吹日晒，那一滩老柳依然那样稳稳地立在水中，即便是破皮折枝。

先生走在这碎石沙滩上，深一脚，浅一脚。上坡时，踩在碎石上，一不留心，就会一个趔趄，将要摔倒，先生本能反应，双手着地，支撑住身体。再继续往坡上爬，稍陡的地方，就用双手抓住草根，继续前行。四肢同时协力爬行，这不也是一种康复训练吗？况且，陶醉在这美丽的大自然中，欣欣然而忘却所有的不适。

有一次，我们沿着巢湖的南岸，一直向前。来到一开阔处，只见八百里巢湖一片白茫茫，湖岸近处是一大片的水草，水草丛中还有阵阵蛙鸣，不远处，几只小木船搁浅在岸边。先生激动起来，往水边快速走去，滩涂的草丛中，很难看出哪里是土地，哪里是水草堆积，我就看着他陷进了泥坑。这个时候，都不是四肢着地能解决的问题，得看身体的协调用力，平衡感的交错运用。先生在那儿"奋斗"着，我本能地冲上去拉了一把，才把先生从滩涂中拉了上来。

自此以后，每见他走在水边，或是陡崖边，我都会很紧张，臆想着他会如何如何掉下去。

巢湖的沿岸有许多的沼泽地或大面积的水域，一到夏天，荷花盛开，成片的粉色升起在一片绿色荷叶之上，醉人得很。先生喜欢拍照，从宽阔处走向田埂的狭窄处，因为那儿有着一片盛开着的荷花，粉的、绿的、大红的、橙黄的，色彩多样别致。

先生忘了"色即是空，空即是色"。

他沿着窄窄的、泥泞路滑的小田埂继续往前。本不灵活的身体，在小田埂上扭捏着，没走上几步，他便慢慢地倒向一边。我的心随着眼睛飞了过去，可抓不住先生的人，他倒向了荷塘，但他那只拿手机的手却高高地举着。

先生浑身的泥巴，如一只滚满了泥巴的老牛，我们哈哈大笑。

走在自然的道路上，各种复杂多变的地貌都会有，所以摔跤跌倒、破皮流血，是经常的事情。而走在自然中的乐趣，就是最好的止疼止血药，先生从没有叫疼叫苦后悔过，反而乐此不疲。

自此之后，我们不断地远行。

去了南岸的巢湖寺，那儿砂石独特，呈砖红色，如一条巨大的鲸鱼一样伸向湖里。人们可以站在鲸鱼背上远眺湖面。

去了北岸稍远处的相隐寺，相隐寺坐落在美丽的山脚下，四周风景秀丽。修复一新的相隐寺，一片辉煌，被青山绿水围绕。

去了张治中故居，那里三面环山，面前一水，所有的山泉都流向这一潭碧水。真是风水宝地！

去了李克农故居。

去了长临河古镇。

去了合肥的大蜀山、开福寺，去了紫蓬山、西庐寺。

……

用双脚去感受自然美轮美奂的季节变换，用双脚去感受人类留下的生命痕迹、智慧和文明。

这样的康复已经远远超越了康复本身的意义。自此，应该说是享受康复过程了。

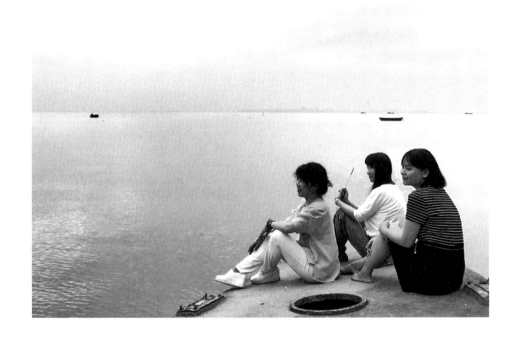

爬　山

大蜀山的坡道上，人流如潮。

上山的，下山的，川流不息。远远地就可以望得见一个奇怪的身影在人群中努力前行，那就是我先生。

在上山的坡道上，他每往上一步都显得很费力，用患侧的右腿先迈上一步，脚落稳后，右腿然后使劲地往上一蹬，左腿再迈上一步，然后再用右腿往上迈上一大步，脚落稳后，右腿再使劲地往上一蹬，左腿再迈上一步。如此，一直向上。

跟在后面的我，恨不得也能帮他出把力。看着使劲扭动身体的先生，没有了一点当年儒雅的风貌，还不到五十岁的他，身体被病魔折磨成这样，我顿时心生诸多的无奈。先生没有一点感觉，仍在努力地前行着。汗衫也湿透了，远远地望去，后背如背着一大块阴凉似的。

直到爬到盘山步道时，他的步子才慢了下来，我也跟上了他。只见他满头的汗珠往下滚，汗水淹没了一双不大的眼睛，拿着餐巾纸一个劲地擦着擦着。

"喝口水，歇歇吧！"

"不喝。"

气喘吁吁的先生爬山时，并不喜欢答我的话，也许是太累了吧。

穿过盘山步道，走过石桥，直上陡峭的石阶，向上爬去。石阶上的行人一看先生这副模样，早早地就让开了道，他费力地朝上爬着，专注地盯着每一块石阶，两条腿是那样地费力上行，胳膊不自如地左右甩动着，整个动作笨重而鲁莽。我紧跟其后，怕别人撞着了他，也怕他撞着了别人。

下山时，先生姿势更是滑稽。两条胳膊向外端着，似乎是一种僵持，一步一个台阶地下着，也就是一步下去，待另一只脚跟上再迈向下一个台阶。我跟在后面，看着害怕，一旦有所闪失，跌落下去，可是了不得。我三步并作两步跟上他并排而行，准备随时抓住不稳的他。但这样妨碍路上行人的来往，我觉得不好意思，所以干脆跑到先生的前边走，假如有什么，我可以挡着。

起初，我每次都提心吊胆地跟着先生爬上爬下，每爬一次山，就像完成一项艰巨的任务一般。

路边的大爷大妈们，一看见先生这架势，往往是竖起大拇指。先生这时，往往很开心，主动地和老人家们聊开了。

"老人家今年多大了？"

"今年 78 了。"

"看不出来啊，看你走路多轻快哪！"

"哈哈，谢谢！"

每个星期我们都爬一次大蜀山，爬了几年，遇着假日，几乎每天都爬。爬着爬着，觉得大蜀山都变矮了，似乎是我和先生给踏的。从一开始上下一趟的一个多小时，到后来的上下一趟四五十分钟，速度越来越快了；从一开始爬山时，路途歇息几次，到后来的一口气爬山顶，越来越轻松了。

春天，我们感受到第一株春梅的开放，然后是春花烂漫，春意盎然；夏天，我们避开暑热，清晨早起，或是趁着月色赶回，在泼洒汗水中，感受夏日凉风；秋日，一边爬山，一边感受秋日的斑斓和丰实；冬日，在萧瑟中，看满山透彻，枝枝蔓蔓，一目了然，大蜀山如此简约。

几年过去了，上下山的道路被爬遍了，先生的脚步也变得轻松起来了，姿势也自如多了。下山时如大螃蟹的模样一去不复返了，双手自如地摆动，患侧的右脚和左脚交替下台阶，轻松和谐了，就连原来踩石阶时重重落下的脚步声也变得轻了。

于是，每一次爬山，我们分别戴上耳机，一边爬山一边听音乐，在美的享受中，爬上爬下。先生每一次爬山时，还背上一个双肩包，装上一瓶水和干净的内衣，汗水淋湿时换下来。爬山让他锻炼了腿力，爬山让他增强了心肺功能，爬山让他协调了四肢。

有一段时间，我们总是遇上一位四十多岁的同病之人。远远地，他们俩就互相打招呼，这是一位中年汉子，左手已经僵持，端在胸前；左腿走路时抬不起来，向外划着迈向前方，很显然这是一开始没有得到很好的康复训练，才导致这样。即便是后期加强运动，也回不到原来的样子。当然，运动比不运动好。

每次，他都羡慕先生的运动机能，还戏谑地跟周边的人介绍说：

"这是我同学！"

乍一听，还真以为是同学，其实是指同病而已，这是一位乐观的患者。后面再看见这位同病之人，我就开玩笑和先生说："你的同学也来了！"

慢慢地，我发现上山的人群中，先生的身影已经不是那样突出了，他已经渐趋正常人，这是多么可喜的事情，先生爬山的姿势，也不那么另类了。当初，那费力向上一蹬的右腿已经充满了内力，负重站起时的超伸也不那么明显了。特别是每次下山，走入盘山步道时，他都是甩开膀子，大步流星，感觉好极了。即便是下坡，也能一路走开，和大队人马快速向下，我有时还被丢下。

大山无语，一直陪伴，一路相持，一路见证。

康复病人，只要不怕艰苦，敢于流汗，找对方法，收获就会接连不断。

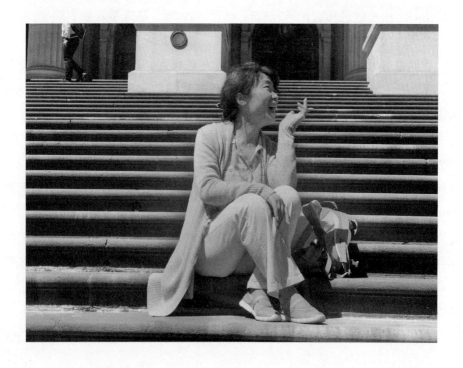

感念哥国的"战友们"

从哥斯达黎加回国的几年康复中，我一直惦念着在哥国期间的几位恩人，想找个机会请他们一起吃个饭，表达我内心一直以来的感谢之情。

邀约几次，都因为某一位不在合肥，而未能成。

程书记，是驻哥斯达黎加援建哥国体育场项目的书记。六十岁左右的程书记，面庞黝黑，笑容满面，拥有一幅结实的身板。他遇事总是笑眯眯地、不紧不慢地说着话，把话都说到人的心里去了。

在哥国期间，每个白天我在医院里陪护先生，并在驻地和医院之间奔波，一遇到问题，我会第一个打电话给程书记。他每每总是不紧不慢地说："小杨，你看这样可好……"

每每，我焦灼的心便稍稍安了些。

记得每个夜晚，司机孙汉勇把我从医院接回驻地时，我便首先跑到程书记的房间里。简陋的房间里，有着一盏明亮而温暖的台灯。程书记把大大的靠背椅搬到门口，请我坐下，接着把一盒餐巾纸拿到我的跟前，同时还把圆形的塑料垃圾桶也拿来了。

是的，我又开始一把鼻涕一把眼泪了。

"广泉仍然昏迷着……"

"广泉仍然不能吞咽，不能进食……"

"广泉仍然右半身一点都不能动，还瘫痪着……"

程书记静静地听着，直到我一口气倾诉得差不多时，他才慢慢缓缓地开口了。

"小杨啊！广泉这么忠厚的人，他不会有什么的。你看，哥国最好的医生都派来了，你还担心什么呢？"

"小杨啊！蒋董事长都说了，不惜任何代价抢救孙总，你还担心什么呢？实在不行，我们还可以飞美国去治疗。"

"小杨啊，你需要什么只管说一声啊，我让后勤去买。"

一盒餐巾纸快抽完了，垃圾桶也快堆满了，我倾诉完了，心稍定了些，带着程书记的宽慰和关爱，又去网上搜查卒中病人的康复方法了。

人在困境时，连一根稻草抓到都是安慰，何况程书记是这样的宽厚仁慈。我心中充满了感激之情，如今，想请他老人家喝杯酒，以表心意。

孙汉勇，先生单位驻哥斯达黎加体育场项目的司机，自我到了哥国之后，他便跟着为我服务。每天早晨接我去医院，每天晚上接我回驻地。偶尔，还陪我去当地的超市购买一些日用品。

孙师傅，性情温和，话语不多，常常在路上宽慰我，还给我讲公司援建体育场的一些逸闻，好让我心情好些。有时一天之中，要跑多个来回，孙师傅总是耐心周到地帮忙，从无怨言，让我一个身处困境的妇人家平添了诸多的力量。

哥国的雨季，上午还是阳光普照，光线强烈；一到中午便大雨哗哗，一直下到晚上。孙师傅赶来接我时，常常是汗流浃背。海洋气候的哥国，夜晚有些清冷，医院门口的长椅上冷冷清清，形单影只的我坐着等候孙师傅来接我，他总是行色匆匆，但总是按时地来到医院门口。

哥国的城市，是山道弯弯，多少个清晨和夜晚，我总能在第一时间看见孙汉勇师傅开着那辆黑色的丰田霸道疾驰而来。

我并不孤单，我并不无助。

小陈，一位瘦弱的小伙子，我至今不知道他的全名。

他在先生单位驻哥国体育场项目的食堂里帮厨，他说会做烫面饺子，小时候看着母亲做时学会的。

也许是看着我每天一人匆匆地奔波于医院和驻地，也许是因为之前先生对他们很是友善。小陈打饭菜时总是格外关心照顾我一些，留一些我喜欢吃的菜。有一天，他说会做烫面饺子给我吃。烫面饺子做好了，还在油锅里轻轻地炸了一下。一口下去，的确味美，里香外脆。那天，正好是先生的主治医生奥斯卡度假回来，我有许多的问题要咨询求助，于是将余下的全部装盒带给奥斯卡吃。果然，奥斯卡一口下去，眼睛都发亮，开心地和我交流了一会儿，我的心情似乎也踏实了许多。

以后的日子里，小陈不断地变着花样做一些北方的面食给我吃，我也带给哥国的医生护士吃，包括后来认识的谢姐姐一家吃。这份家人般的美好，我一想到就温馨倍至。

可惜的是，就在我宴请各位时，他已经不知去向了。先生单位的员工来自四面八方，一项工程结束之后，人员便散去，无从联系了。

还有一位，是先生的徒弟小甄。这是一位白皙而帅气的小伙子，也是我的长丰老乡。先生生病的初期，我尚未来到哥国时，小甄每个夜晚忙好工作后便去先生身边陪伴，帮助先生按摩推拿瘫痪的肢体。就在我来到哥国期间，小甄也是常常在傍晚拖着疲惫的身体来到医院和先生说上几句工程方面的事情，安慰先生，帮着做些康复方面的工作。

那一天，我们一家终于和邀约的几位有恩之人相聚在同庆楼。

他们看见先生的样子，自然惊喜万分。

而我看见他们那幅朴实憨厚的样子时，心中五味杂陈。感念的话语涌上心头，但说不出口，也许此时语言已经没有什么分量了吧。

吃饭的过程，我已经记不得了。只记得当天晚上先生敬酒时，是用右手端起酒杯的（先生当时瘫痪的是身体右侧）。还记得晚饭过后，我目送他们一个个远去的背影时，我是多么的感慨，似有不舍，相逢是缘。

感念你们，我在哥国曾经的"战友们"！

好想骑自行车

有天晚上，先生的高中同学高平来看望我们。

高平和他的妻子小汪同来，看到昔日的老同学突然成了行动不便的人，他感慨诸多，唏嘘不断。高平喜欢骑行，周末时，常和朋友外出骑行，少则几十里，多则上百里，今天还把折叠自行车放在车子的后备箱里。沉浸在骑行快乐中的高平，建议先生也试着骑自行车，这样可以一起去户外运动。

先生一脸的憧憬和向往。

来到院子里，高平把折叠自行车拿下，装好，并放低了座椅，好让先生骑上去。先生扶着自行车的龙头，右腿刚一试着跨上去的时候，身体便向一边倒去，高平一把扶住。这一试，试出了身体的问题所在，卒中瘫痪之后，身体的平衡功能差多了。想骑行，没有这么简单。我和先生不语，心中都是拔凉拔凉的。

有一日，走在大蜀山西扩公园里。

秋日的芦苇随风而起，诗意而萧瑟。夏日的荷花，也只是满目的枯枝残叶，一片孤寂。广场上的秋菊却是灿烂得很，各种颜色的菊花像是在聚会，一个方阵一个方阵地在那排列着。游人甚多，女人摆拍的，喜拍菊花的，热闹得很。

西扩公园的一角，摆放着很多自行车，有单人的、双人的和多人的，供游人骑行。不时地看见游人骑着自行车飞驰在公园的沥青道路上，我和先生都会投以羡慕的眼光。

"我们也试试吧!"

先生默认了。

我们租来一辆双人自行车，先生在前，我在后，根本骑不走，还没上道，先生的龙头就歪向了一边。反复几次，先生额头开始冒汗了。

"我来骑前面，你骑后面！"

我有些着急，但又压了一下着急的语气，担心伤了先生的自尊心。他索性就不干了。

我使出吃奶的力气，使劲地把住自行车的龙头，不让它偏离正道，再用力地踩动自行车的脚踏板，先生在后边配合着，我们齐心协力朝一个方向踩下去，自行车终于上道了。一路上，车子歪歪扭扭，几次都差点歪倒，好在我即时扳回龙头。

路上的行人，见状好心建议道：

"你们俩骑错了！男的在前面把龙头用力踩，女的在后面跟着一起用力。"

是的，可他们怎么知道我们的故事呢？

就这样，几次到西扩公园练习骑双人自行车后，先生有了进步。有一次，先生试着骑单人自行车，猛然间，他将自行车骑走了，我惊愕的同时，立刻骑上另一辆跟在先生的身后，生怕有什么不测。呼呼的风从我耳边飞过，美丽的景色在眼前闪过，先生身轻如燕哪！这是他生病之后，第一次在大地上"飞"了起来，可以想象他的心情。

平衡感恢复并建立，是在一次次的骑行中寻找和把握的；而双腿蹬车的力量，也是在骑行中唤起和恢复的，特别是右边的患腿。据先生说，一开始完全是左腿的力量踩动自行车，带动了右腿抬起和下蹬。逐渐，运动刺激了神经功能的恢复，而神经功能的恢复又使运动机能增强，如此，便有了良性循环。

自此，先生的康复运动中，骑行成了主要的项目。

我们把自行车折叠后放到车子的后备箱，开车到三十岗去骑行。三十岗自行车道便于骑行，高高低低，使骑行有了快乐，上坡时也锻炼了腿力。三十岗的自然风光，更是增添了骑行的快乐。那一段时日，三十岗的春夏秋冬都有我和先生骑行的身影。日落时分，我们会在百鸟归林的鸣叫声中驱车回城。

还有环巢湖大道。我们在烟波浩渺中一路骑行，不知不觉骑到了芦溪湿地，水边的几株老柳沉默不语，却坚毅无比。

初夏的时候，我们一路骑行，飞虫成群跟随身后，我们快，它也快；我们慢，它也慢。无奈，我们钻进车子里，这时，它不随我们了。

在自行车道上骑行，是练习平衡和提高速度，康复腿部各个肌肉群的力量，同时也是在运动中恢复脑神经的功能。真正的骑行，需要到野外大自然中去。

那天，我们到长丰老家庞书坊骑车。

那时，乡村的村村通公路尚未修建。我和先生骑在高低不平、坑坑洼洼的土路上，不一会儿，屁股就会被杠得生疼，但是先生乐此不疲。看着他沿着田埂远去的背影，我已经无力奉陪。

我们就这么一直骑着。

有一次，滨湖举办骑行活动，先生又蠢蠢欲动了。还记得上次的毅行活动，先生徒步走到了中庙，这次骑行到中庙，应该问题不大吧。

是的，他又一次挑战了自己，成功地从滨湖骑行到了巢湖的中庙。后期，有过几次我开车从中庙回合肥，他从中庙骑车回到了家。当然，我多少有些担心，路上车辆太多，基于安全隐患，后面我不再让他这样冒险了。

几年的骑行，对于全身运动机能的康复，包括大小肌肉群的锻炼，以及神经功能的恢复，可以说功莫大矣！

感谢高平的引领，可惜的是，先生能骑行上路后，他的好同学高平却因高血压未按时服药而中风。当我在医院看见左边瘫痪的高平时，我的内心极为伤痛，又一个汉子将要开始漫漫的康复之旅。

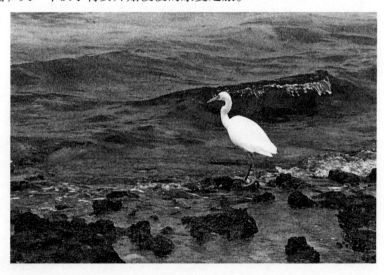

我当起了 "驾驶教练"

先生回国半年之后，我们家买了一辆丰田城市越野汉兰达，梦想着以后外出自驾旅游。一辆崭新的黑色汉兰达，还没有来得及上牌照，停在东边楼外的停车位上，远看近看都是那么帅气。如果驶上高速或是野外，该是多么畅快。

先生跃跃欲试，我也没有多想，再说最好的康复也就是在日常生活中进行的康复。

先生坐上驾驶室，一脸兴奋。我坐在副驾驶上，悠然自得，想象着车子驶上路面的快感，等待他将车子倒出车位。瞬间，一阵巨响，我们的车子猛地窜了出去，撞到了前面的墙上。我的头一阵剧痛，然后是膝盖剧痛，没有系安全带的我，被猛地撞击之后，冲到宽敞的座位下面去了。我们懵了！这车子怎么了？

先生一脸不安，连忙和我说对不起。原来他猛地一脚下去，踩了油门，车子往前窜了出去。那不太敏感的右脚，没有轻重感，感受力差，竟把油门又当成了刹车。汉兰达2.7排量，动力强，一脚油门，如虎般跃出。

这一脚，惊心动魄！

想到曾经有人开车将墙撞破，冲进屋里。我忍着疼痛，连忙下车，看看隔壁邻居的墙面是否被撞开。还好，墙体质量不错，只是我的新车子面目全非了。

我们思量，开车子得重新练习，尤其是右脚的左右摆动挪移要灵活快速准确，左右手也要在打方向盘时协同作用。我当起了业余的教练。

我们在经开区、高新区人少的地方练习，先生一路开着，我的心一路吊着。有时遇到突发情况，先生会一个刹车，让我前后猛地晃荡。他的脚用力过猛，也许是他的脚对缓慢或渐进的力量把控不住吧。开着开着，他的右手会在不经意时拿下来，或者是无意识地从方向盘上滑下来。

每每，我都要提醒，提醒多了，他烦，我也烦。有一次，我俩在经开区一个空旷的地方吵了起来，不为别的，就为车子怎么开。吵着，吵着，我们居然找不着回家的路了。

接下来，双休外出开车时，我都让先生开车，坐在一边的我看着路况，甚至都不敢眨眼，心系所有。紧张的我一路下来，远比我开车要累得多。

先生一开始上班时，单位每天仍然有司机按时来接送他上下班。一年后，由于车辆使用改革，再说先生也不再担任公司的高管，照例也不可以享受公车接送了。不得已，他决定自己开车上下班，当然这过程也是让人担惊受怕的。

但，开车何尝又不是一种康复训练呢？

开车训练的是四肢和大脑协调功能。特别是他的右腿和右脚，右脚因为一开始康复时的忽视，脚趾头尚不能灵活活动。瘫痪卧床几个月，右脚的跟腱收紧，迈步向前的时候，总是脚前掌着地。而开车，运动不停的就是右腿和右脚。

千万需要注意的就是：慢！

每天上下班，我叮嘱他的就是一个字：慢！

好在先生性格憨，慢，是他的常态。

即便这样，小事故还是不断。

有一次风雨中下班开车回来，车子的右倒车镜被蹭碎了。

有一次在去大蜀山的回来的路上，被追尾了。

有一次在北一环追别人的尾了。

……

车子是越开越熟练了，但是不断的小摩擦让先生越发谨慎了。由于车速不快，经常会有车子瞬间越过，驶到他的前方，会突然间给他一个小紧张。更多的时候，因为慢，那些喜欢加塞的车辆不断地加进他和前车之间保留的车间距中。时常，也听到憨厚的先生对于加塞车辆不满的责骂声。

不知什么时候，我不再像起初那样紧紧盯着路况了，偶然也可以看看手机，但仍不可松懈。其实，我是自己找的紧张。方向盘在先生手里，他怎开，我是无法在第一时间掌控和改变的，当然我通常都是想好对策的。私下里想，一旦有什么紧急情况，我就会迅速拉上手闸，当然，这种情况一直没有出现过。

有一次，午后从巢湖回来，昏昏欲睡，我和先生说：

"你开缓慢一点可好？我想小睡一会儿。"

"好，你放心睡吧。"先生很坦然。

我在似睡与非睡之间抵抗着，我是不敢睡呢。

每过一小会儿，我就会本能地睁开眼看看路况，然后闭上眼睛，再一小会儿，我又睁开眼睛看看。实际上，先生开车一年后小摩擦几乎没有了，还是我的心理在起作用。

再往后，我居然可以在先生的车子里小憩了，还真的睡着了。醒来后，那种心情自然十分美好，看着车窗外的自然美景，是那样葱郁茂盛；看着蓝天白云，是那样空阔悠然；看着车来车往，世间是这样热闹繁华。

自此，他的双手协调和右手抓握方向盘都有了极大的提升。特别是他的右腿和右脚，越来越细微敏感了，控制力也精准了，我能感受到右脚踩刹车时的速度和力度都接近了他生病前时的状态了。

之后凡出门，必是先生开车了。他也很享受这一任务，将音乐放起，车外景色流动，车内乐声环绕。

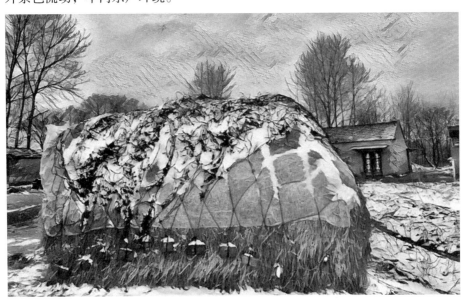

瑜伽做起

"瑜伽的练习，可以达到：筋长一寸，寿延十年。"

"瑜伽可练习到人日常运动很难触及到的小肌肉群。"

"瑜伽能有针对性地练习四肢协调，患肢康复。"

我练习瑜伽五年左右，每当我听到瑜伽老师讲到瑜伽的功效时，就有想让先生练习瑜伽的念头，但先生不予回应。他总认为瑜伽是女性锻炼身体的方式。

慢慢地，趁他在家锻炼身体时，我也做一些简单的瑜伽动作，让他试着做做看。一试，很多体式果然很适合先生。什么英雄坐、金刚坐、上犬式、下犬式和大拜等，都能很好地练习到他的患侧关键部位，他开始不那么抵触了。

有一天，我发现瑜伽馆里有一位五十来岁的男士也在练习瑜伽，再一次回家动员他参加瑜伽锻炼，先生以下班迟为借口，再一次否决去瑜伽馆练习。其实我知道他的小心思，瑜伽馆里那么多的年轻女性，他有些不好意思。

小区里的瑜伽馆开业了，几步路就可以到瑜伽馆。瑜伽馆主是一位漂亮的女士，气质优雅，谈吐不俗。我回家再一次做先生的工作。

"给你请一个漂亮的瑜伽老师单独指导，私教，然后我还陪着。"

他，终于不吭声了。不作声，视为同意了。

请了个漂亮的瑜伽老师进行私教，当然，我必须陪着，先生一向很害羞。

从压脚跟开始，到纠正腿的伸展；从身体的直立平衡，到手臂的直立上举；从双腿平行地面的半坐，到平板、肘斜板等。每节课下来，先生都是汗珠直淋，倒不是多大的运动量，而是瑜伽老师启动了他一些很少运动的部位，或是他的身体机能尚欠缺的地方。

他感觉到了瑜伽的益处。

那位漂亮优雅的女教练，耐心而温柔，也给先生留下了好感。

瑜伽继续了一段时日。自然，回家以后，我们一起做瑜伽。两块瑜伽垫铺在客厅的中央，家，又变成了瑜伽馆。

猫式，弓背，抬胸。向后伸左腿，同时向前伸手臂，前后两个方向拉伸身体。先生晃晃悠悠地居然也能凑合着做起来。

上犬，双手掌压地，用背部的力量及上肢的力量将上半身抬起，双腿和双脚紧贴地面，双脚是脚背铺平紧贴地面，先生很久才掌握这个动作要领。但是就在他努力抬起上半身的时候，我发现他的右手从一开始紧贴地面，渐渐地在用力抬起上半身时，手指会攥回去，这就是康复医生所说的肌张力吧。都已经好几年了，肌张力仍然存在，可见，康复是终身的。

下犬，双手着地，臀部向上提起，双腿蹬直，双脚尽量踩地，脚底贴紧地面，整个身体呈三角形。这个动作先生练了一年多，终于像那么回事了。直到现在，每次做下犬式时，他的双腿用力蹬直，双脚踩地，仍可以看见右腿抖得厉害，我只知道那条腿的某项功能很弱，但不知道具体是怎么回事。但是从一开始的不能伸直，到现在的抖动，已经有了进步。也许，有一天，抖动的右腿，会有力地蹬直，做一个标准的下犬式。

我坚信，只要不断地坚持。

平板，从一开始的十几秒，慢慢可以做到一分钟。高难度的肘斜板，也能做上一分钟，这都锻炼到了肩、臂的核心力量。核心力量也是爬山、快走、骑车所必需的关键力量。

……

康复训练，其实是训练一个人的意志力。在这个过程中，康复的何止是先生的身体，我的意志力和身体素质也在陪练的过程中，得到了提升。

有段时间，先生甚至很迷醉瑜伽。逢人便说瑜伽锻炼有多么好，和朋友聚会时，劝说我的好友叶子的先生也做瑜伽，那份真诚很让人感动，叶子的先生微笑不语。

回老家时，他也会将瑜伽垫子带着，放到车子的后备箱。

瑜伽，还有一个原因，让先生深爱。

瑜伽音乐，轻盈缥缈，宁静美好，让人不知不觉地全身心投入到练习的体式上。先生酷爱音乐，每一首乐曲也都是练习瑜伽的绝好陪伴，听音乐做瑜伽，两不误。

每每音乐响起之时，我们就有了练习瑜伽的冲动。

实际上，每一种锻炼，都是有益的。康复之路上，不断地拓展锻炼的领域，会有想不到的收获。

瑜伽，让先生在康复之路上，又多了一扇通往成功之路的窗户。

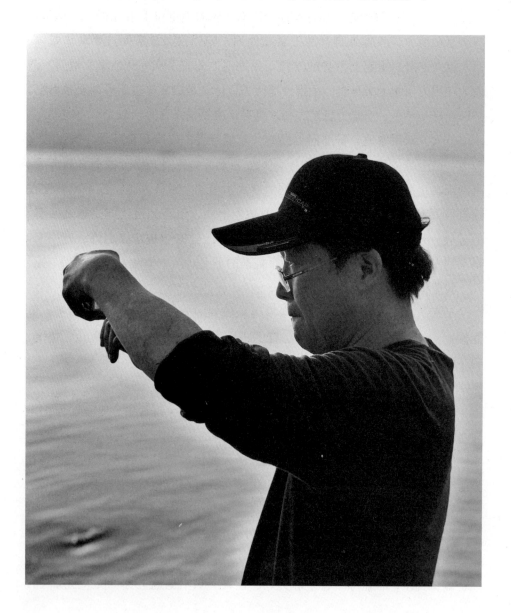

摄影的妙处

我至今清楚地记得，那年在哥斯达黎加康复医院的草坪上，先生用相机给我拍了一张照片，站着的我都被拍成"躺着"的姿势了。那时他的另一侧手臂和手功能没有恢复，看着我"躺着"的照片，心中一阵发酸。

如今，一切渐好，先生喜欢走入大自然中拍照，这也是一种精细动作，是一种全身协调的康复。

记得2014年秋天，我们和一帮朋友去紫蓬山。当大家看到山道边的丛丛狗尾巴草在阳光的照射下，闪着金光，随风摇曳时，朋友们惊呼着跑向狗尾巴草丛中，有的采摘、有的摆拍。先生不多话，他将欣喜掖在心里，但是他在用相机表达这一切的美。

站着拍，弯着腰拍，然后蹲下来拍，身体虽然还不是特别灵便，但这样的反复拍照，就是最好的康复训练。我们五位美女站在狗尾草的草丛中，摆好了姿势，等待先生拍下。

"哎哟！"

随着朋友的一声惊呼，我看见蹲着的先生正在向后倒去，慢慢地倒去，显然他的身体在极力地控制，但还是没有控制住。倒在草丛中的先生，双手高举着相机。

我们在笑声中，跑着拉起他，他人虽然倒下了，但拍下了一张经典的美女合影照。这张照片曾经刊发在我的散文集《原风景》一书中，这样的成功，更加激发了他对于摄影的喜爱。

春日，我们去巢湖南岸拍海棠、桃花、梨花，在土坡上爬上爬下，有时甚至是手脚并用。田野里那青青的麦苗，那金黄的油菜花，让身体和心灵一起飞跃。

夏日，我们去焦岗湖拍荷花，那一望无际的荷花，有让人拍不完的镜头。先生对准这朵，瞄准那朵。有时为了拍摄一个好镜头，他需要端着相机挪来挪去，调来调去。先生很有耐心，也许手脚早已发酸了。

秋日，处处都美。

色彩斑斓，层林尽染。

大蜀山如一幅天然的油画，这里是枫叶红了，那儿是银杏金色一片；这里是梧桐落叶，随风飘起，那儿是秋菊灿灿，金光闪烁。我和先生一起拍呀拍，拍完后，互相交流。我说我拍得美，他说他拍得好。

老家吴山镇车左村的田野里，更是丰富多彩。粉红的山芋，被老农翻土后，裸露在田垄上，来个特写吧；白色的棉花，朵朵盛开，阳光一晒，白色的棉朵蓬松开来，似一座座小型富士山；那一块块南瓜地哟，南瓜秧枯萎了，满地的大南瓜全裸露在外，真是喜人！可以拍个远景，显示丰收的大地；可以站在高处拍个俯视的角度，表现南瓜的大和多；还可以跑到南瓜地里去，找到那些又大又红的南瓜，来个南瓜照。先生在瓜地跑来跑去，农民呵呵地笑着，黝黑的脸上泛着汗水的光芒。农民是在收获秋季，先生也在收获他的秋季吧。

冬日，最喜白雪皑皑时。

不出家门，就看见先生拿着相机或手机，拍桂花树上的雪朵，拍草地上的路径，拍儿童乐园的雪景。

雪天，也是对康复病人的一个考验。

由于气温的降低，加之血液循环功能差，患侧更加不灵活，容易摔跤。如何小心一步步踩稳，是每时每刻都要注意的。

即便穿了防滑鞋，我看见先生有时还是一个趔趄，好在又站稳了。一遇到这样的状况，我想也是康复过程中的正常现象吧。就是这样的趔趄，锻炼了他身体的平衡力和控制力，也提醒他还要不断加强腿部的力量。

走路时，向上抬大腿，向后抬小腿的高度，以及提脚时，向上勾起脚，再向前迈，脚后跟先着地，然后才是前脚掌着地。这是分解后的慢动作，正常人走路是不需要这样思考的，但对于脑卒中瘫痪的病人来说，练习正确的走路就需要这样有意识的思考，然后才可以发出动作。日子久了，就形成了固化的行为，也刺激了脑神经代偿功能的产生，以后就是不由自主地正确行走了。

走出家门，原野一片白茫茫，好一个冰天雪地，好一个童话世界。

先生，深一脚浅一脚地走在雪地里，拍水塘埂上的曲柳，那曲曲折折的柳枝被雪衬得美轮美奂，冬阳升起，大地生辉。

再去拍那茅屋下的冰溜子，一根根、一长排一直到茅屋的尽头，这是我们童年时最喜欢的东西了，冻得通红的小手拽下一根当冰棒吃。先生仰拍，侧拍，前仰后弯在茅屋前折腾着，直到我们被冻得浑身冰冰凉，急忙赶回屋里。

今年，先生爱上了微距摄影。

他将手机配了个微距的镜头，一到双休日外出时，他就会一个人猫在一个地方，半天都不走，拍摄各种各样的昆虫。

各种美丽的蝴蝶，蝴蝶翅膀上的花纹图案，甚至还拍到了一对正在交配的蝴蝶；蜜蜂采蜜时的触角和它长长的吸管插进花蕊的情形；还有苍蝇也是他镜头中的猎物，让人厌恶的苍蝇在微距的镜头中，居然那么帅气英武。

微距的拍摄，需要长时间的一个姿势，为了拍摄一个最佳角度，还需要变换各种姿势。如何对准镜头，需要身体和手指的细微动作，轻挪慢移，这是继之前的运动康复后的细微运动康复了。我猜想。

走入大自然，每一个物体都是人类的美景。特别是那些细小的，肉眼看得不清楚的花花草草，微距拍摄后也是一种惊艳的美。

先生拍了各种花朵中的花蕊，真的是一个崭新的世界。

最为惊喜的一张照片是晨露中的蜘蛛网。

那是初夏的时候，先生早起时拍到的。一张结得很漂亮的蜘蛛网，挂在树枝和墙壁间，可能是蜘蛛结得太迟，小飞虫都睡觉了，整个网上干干净净，没有网到任何飞虫。晨露凝聚在网上，汇聚成一粒粒晶莹透明的小水珠。朝阳的光照顾小水珠，明亮一片。先生抓住了这一美景。

因为爱上了摄影，有了早起的动力，有了奔跑在大自然中的兴趣。康复病人就怕一坐半天不动，那就是逆水行舟不进则退了。

这就是，摄影对于康复病人的妙处了。

做家务

就在先生康复第六个年头时，我和先生开玩笑地说：

"你今年六岁了！"

我们是以重病以后获得新生来计算他的年龄，同时也是康复过程的年头，意味着生命的一切重新开始。

就在先生"六岁"以后，我有一个双休日需要加班，先生说中午的午饭他亲自下厨，我有些担忧，也有些期待。

中午 12 点多钟，回到家里，看到餐桌上有一盘红烧扒皮鱼，一盘酱油干子炒肉丝。扒皮鱼的味道还可以，当我把筷子夹向酱油干子炒肉丝时，心中暗暗发笑。这哪里是肉丝，分明是肉棍和肉条；这哪里是干丝，分明是豆腐块。

"味道不错！味道不错！"

这道菜可以忽略刀工技艺。

实际上，先生在用刀时，右手执刀时的准确度和力度都还欠缺，每次看到他拿起菜刀时，我都紧张得要命，真的担心他一刀偏斜，会有什么差错。于是，每次提醒他，左手不要放案板上，特别是剁什么菜的时候。

儿子也非常捧场，好吃！好吃！一股脑把红烧扒皮鱼吃个精光。这是对"厨师"最大的奖赏！

记得，我们妇人们在一起聊天时，说到让丈夫喜欢做菜的一个绝招就是夸赞。那样的话，丈夫的成就感，会让他乐此不疲。

一位教育家说过：不是因为努力而成功，是因为成功而努力。

先生正是如此，自此之后，隔三差五会做上一两个菜，虽然不甚好看，但是味道还真不错。只是他做菜，我不能在一边，否则是两者皆不愉快。我会盯着他炒菜拿锅铲时必须用右手，我会盯着他拿锅盖、放调料时必须用右手，我会盯着他洗碗时不能用一只手，而是左右手合作完成，每每此时，先生便面有不悦。我的确很烦人，别人做事我一边唠叨，可是我是"康复师"呀！

朋友阿兰的红烧肉是一绝，当得知红烧肉制作的过程之后，我给先生描述了一番：将红烧肉洗净切块，用开水焯一下后，将肉块放到铁锅里翻炒，直到水尽并出油后，开始放入各种调料，比如八角茴香、生姜、老抽、糖等，再次翻炒一会儿后，将火调到最小，慢慢地小火微炖，最后是油而不腻，入口即化，香糯绝佳。

先生听完我的描述后，有些动心，于是将从农村带回来的土鸭子如法炮制。那一次，我几乎吃了一半，鸭子的香味浓郁鲜美，无论是肉还是骨头，细嚼慢咽中，滋味满满。当然，我是不知道他是如何剁鸭子的，一定是右臂抡起大刀，用劲力气一刀刀下去，厨房的墙壁上、灶台上，溅的全是鸭子的血水和碎肉。

而这时，锻炼的不仅是右臂，还锻炼了手腕的力量和手指抓握菜刀的力量。做家务的过程中的康复，是充满动力和兴致的。

我们家的衣服是各人自洗。

先生是个比较讲究的人，他的衬衫和袜子是需要单独手洗的。一开始，他双手一顿一搓地洗着袜子，看着有些不协调，如一岁的婴儿那样手拙。我看了有些说不出的感觉，但每每看到他手洗衣物的时候，心里反而有些暖意。一件事情只要开始做了，离成功和收获就不远了。

我们家一楼有个小院子，一到春天，野草野花竞相生长开放，那势头似乎要长成一棵大树。先生趁着雨后的双休下午，开始拔草，我在一边鼓动。

"拔过后的小院太舒服啦！"一边还不忘叮嘱："用右手拔哦！"

我们家另一个小院子里四周栽满了月季，月季的枝条在初夏的时候一股劲地疯长，先生每次去的时候，就在那忙活着，剪枝打理，牵枝入栏。弯腰弓背，蹲下爬起，我则非常心安地在室内静静地看书。看见他这样忙，我心里才安！

忙好了的先生，全身都是战果悬挂，枝叶茅草沾满了全身，双手也是褐绿相间，偶尔还挂了彩，皮破血染。

每每，我都欢喜看见这样的画面。

康复过程中的得与失

那是在回国初期，我的内心中曾经有个浪漫的设想：回到国内，开一个康复中心，用我学到的一点技艺来帮助那些脑卒中瘫痪病人的康复。现在看来，这的确是一个浪漫的设想而已，但我在这近十年陪伴先生康复的过程中，也有了一些深刻的体会。

康复训练是越早越好。

生命体征稳定之后的第一时间，康复师就要介入，家人就要帮助病人开始被动康复，说是被动康复，特指肢体运动，我实际上即便是别人帮助病人肢体运动，病人在清醒状态下，意念上还是要主动想着运动。我清晰地记得，先生还住在重症监护室的时候，哥斯达黎加的医院的康复师就早晚各一次前来给昏睡的先生被动康复。用冰块刺激肢体的皮肤，然后用毛刷朝上方缓缓地刷。然后，我每天也学着这样做。

当我回到国内医院陪着先生康复时，看到有的病人完全依靠外力来康复时，内心焦急。一躺再躺，失去了好多康复的时机。国内的针灸和推拿，是非常好的康复手段，但不是唯一的手段。如果配合上病人和病人家属的主动运动，有计划地每天定时、定量运动，那么效果将会更好。

康复越早越好，但并不意味着，过了一段时间以后，康复就没效果了。

在哥国的几个月里，我最担心的就是这件事。那时先生在重症监护室40多天，我日日期待他能控制住病情，尽快开始康复训练。当时，我每个晚上都在网络上查询相关资料，所有的资料都有一个信息说是瘫痪病人超过一个月会怎么样，超过三个月效果会差些，超过半年开始康复就更差，超过一年开始康复有的方面就无法恢复了等等。我越看越纠结，越看心越焦。那些天，我恨不得钻进先生的身体里，帮他赶快好起来。

而事实告诉我，康复绝不是那几个月几年的事情，是五年、十年的事情，甚至是终生的事情。先生在康复的过程中，一开始是以月来看见身体的变化，接下来是以年看见身体的变化，甚至在五年、八年后，仍然会听到先生说他手又灵活了些，走路又轻快了些等等。

"一生康复"，我真正地体会到了这句的意义所在。

康复训练一定是主动加被动才是最好的方法。

所谓的主动，是病人不灰心、不气馁、主动地去运动。所谓的被动，是病人在别人的帮助下，或者是在器具的辅助下而进行的运动。当然一开始一定是被动运动，当病人有了一些运动机能后，再主动运动。

主动运动和被动运动相互合作，效果最好。记得在哥国期间，我陪着先生在不同的康复室之间转换，这个是口腔康复室，那个是上肢康复室，这个是手部康复室，那个是下肢康复训练室等。无论是主动运动，还是被动运动，都是病人的脑部运动，只有用心去参与，脑神经才能得到刺激恢复。

康复训练中，器械的作用不可小觑。

在病人一开始不能主动运动时，康复师帮助被动运动，但有的康复训练器械却能起到非常好的作用。比如大臂在空中的上下前后回复往返的运动，就需要一种器械来完成，病人用好的手臂转动器械时，带动滚轮运动，患肢被一起固定在器械上，会被动一起运动，一段时间下来，患肢就被运动开了，甚至机能也被唤醒了。

先生在哥国康复右手的手指功能时，除了康复师帮助下的抓握手和手指"对指"之外，还有一个器械帮助。康复师将先生的右肘缚在一个能滑动的木板上，手掌下放了一块橡皮泥，然后让先生用身体的前后运动的力量，带动右手臂的前伸运动，再用意念让手指作用于橡皮泥，只看见无力的手指在柔软的橡皮泥中揉来揉去，就这么一段时间以后，先生的手指功能慢慢地有所唤醒了，当然还有其他运动。比如用手指拿捏各种小东西，从轻到药丸慢慢重到天平的秤砣；用手抓握哑铃，从0.5公斤的慢慢升到2.5公斤。

后期，器械的作用更不待言。

无论是户外运动，还是家中家务，都是对于外物的使用和利用。到了这个时候，就是一种良性状态了。

陪伴先生康复的过程中，也有很多的遗憾。

这些遗憾，也是永远的遗憾了。所谓的不圆满就是圆满吧，我也不去叹息，说出来供同病之人参考，愿同病之人少些遗憾。

先生在重症监护室昏睡的四十多天里，右脚上有个脚托子，直角形的塑料脚模子，正好将先生的脚放进去，固定住。常常看见先生的脚托子脱落一边，我也不知道是什么作用，心想，把脚一个姿势困住也是很难受，就任其脱落一边吧。后来转到胸内科病房时，先生瘫痪的右侧稍有知觉了，每次当护士把脚托穿上时，先生就显示出难受的样子，即便脱落了，我想帮他穿上，他也不太愿意。

直到一两年后，我才明白那脚托子的作用，原来是帮助先生拉伸后跟腱，避免脚下垂的，可是为时已晚了。先生走路时，脚下垂会带来很多的危险因素，常常走着走着，一个踉跄，因为脚尖下垂未能向正常人那样提起，绊在前面道路上凸起的部分。

每一次的踉跄，我都是心惊肉跳。

第二个遗憾，就是忽视了脚趾头的康复。

我从没有注意到脚趾头的作用，还以为脚趾头就是这样静静待着的。在后期康复的过程中，在众多的康复项目中，独没有脚趾头的康复训练。结果就是几年后，脚趾头活动的功能很差，最多只是向下弯曲。向上翘起，前后左右运动都不怎么行。

先生的右脚抓力很差，具体表现为爬山道时，右脚抓地的力量不够，在爬四顶山的坡道时，就往山下"溜坡"。还有就是赤脚在光滑的地面上时，也更容易滑到。

人的身体，每个部位的作用都不可小觑，甚至是看似无用的部位都有大用。

第三个遗憾，先生上班还是稍早了些。

先生是 2010 年 7 月份生病，2011 年下半年上班的，如果再能有个半年或一年的全心康复训练，那么现在或许会更好。上班后，那些任务驱动式的有计划的康复项目就只能放在双休日进行了，显然时间的不充分、康复项目的减少和康复强度的减弱都是有碍于先生的最佳康复的。

如果说现在先生的恢复达到 90%，那么再多个一年左右的专心康复，那么或许会接近 100%。

不过，90% 的恢复，我们已经很满意了。

感恩一切

禅语：一切都是最好的安排。

可不是呢，无常中，我遭遇到了这样的变故。当我经历了这一切后，我又是多么地感恩这一切，因为它带给我的是更多的人生体验和感悟，也让我有了更多的幸福人生。

陪着先生康复，我开始接触到了康复医学，对于中医药有了一些认知。

陪着先生康复，让我对于人体有了更多的认识，远比我当年学习的生物学更有效。

陪着先生康复，使我也养成了锻炼的习惯，爬山、走路、瑜伽等让我提升了身体素质。

陪着先生康复，更多地走进大自然，感受到了大自然四季更替，风物无边。

……

我在哥斯达黎加期间，有那么多的人给我帮助，一生相记！

我的领导，帮我安排好去国外的相关手续，期间打电话询问关心。只记得当时的我无法用语言描述一切，接到领导的电话，一个劲地在电话这头哭着，哭着。回国后，我的领导也多次看望慰问，处处关照。大恩不言谢，唯有一生相记！

先生单位的领导，给予各个方面的关心和帮助，曾记得蒋董事长说过：不惜一切代价抢救孙总！还有公司的田总、邓芳副总、蔡总、程书记等很多领导给予关心和帮助。我无从回报，甚至有的人连当面说句感谢的话都已经不可能，唯有一生相记！

我的亲人，日夜惦念我的家人们，他们和我一起流泪，一起承受着这苦难。记得儿子一个人从远在北美洲的哥斯达黎加回到合肥后，爷爷、奶奶、外婆、叔叔、姑姑、舅舅、姨娘等给了儿子很多的温暖和帮助。先生回国后的治疗和康复，也得到亲人们长时间的照顾，帮助。这一切，唯有一生相记！

我的同事、同学、朋友，是你们给了我诸多有益、不厌其烦的帮助。

曾记得，每次从医院回到哥斯达黎加驻地时，我就会联系远在美国的张红，她在美国医院里当护士，关于病人的病情及注意事项，张红一次次地给我详细讲述。后来还从美国给我寄来了康复的相关器具，谢谢你！张红。

曾记得，我也常常打电话给北京的同学王新枝，探听回国治疗时，北京的哪所医院适合，北京通州区党校的教授同学，耐心细致地给我打听，虽然后来没有去北京治疗，但在当时，是多么重要的精神支持。谢谢你！王新枝。

曾记得，先生急需国内的鹿茸粉时，我的学生家长，生物制药公司的董事长刘守国先生，是多么鼎力相助，费尽周折才从国内寄来鹿茸粉，因为药品是不允许邮寄的。那一小瓶鹿茸粉，简直就是救命之药，台湾的谢姐姐告诉我说，鹿茸粉放在病人的舌苔之下，会有效地治疗脑卒中病人的脑神经。这药不仅医治先生，还医治了我当时一颗无救的心。谢谢你！刘守国先生。

曾记得，我远在浙江的一位好朋友，也非常关心我，告诉我如何应对当前的困境，如何和医院、单位做好沟通，如何调整好身心，更好地照顾先生。我远在上海、山西的朋友，也是不断地问候、关心。谢谢你们！

曾记得，同在哥国的谢姐姐和她的家人，给了我亲人般的温暖，在我最困难的时候，雪中送炭。十年了，远在哥国的谢姐姐怎么样了？谢谢你！曾记得，哥国的医生和护士是那么敬业和负责，天使般的笑容一直在我的心间，耐心而又爱心的服务，一直在我的记忆深处。先生常说：他的身体里还躺着哥斯达黎加人的血。谢谢哥斯达黎加的人民！今生如果有机会，我和先生准备再去哥国，看望亲人般的谢姐姐和医院的医生和护士。

也感谢我的先生，他面对死亡和病痛时的坚韧、镇定，至今都让我佩服有加，从我到哥斯达黎加见到他生病的第一眼，直到9年后的今天，他没有一句抱怨语，没有一句泄气话，他用汗水和坚强一路前行。

他时不时地将他身体功能恢复和转好的消息告诉我，我都是一阵喜悦。

我走路感觉轻松了，身体不那么僵了。

我右手发麻的感觉好多了，现在已经退到指尖了。

我能在小区小跑了。

我能跨大步了，遇到田埂缺口，或是城市水泥地的水洼，可以跳过去了。

我的右手能用钥匙打开大门了。

我能弯腰拔鞋子了。

我能系裤带了。

……

每一个"我能"，都是我生活中的快乐，它是我们付出的回报，也预示着一切渐好的同时，还能向更好的方向去发展。

感恩这一次经历，让我和先生开始关注身体。

生活中不仅有诗和远方，还有更切实的身体。

想当年先生去哥斯达黎加前体检时，他早晨空腹血糖达到15，我和他竟然茫然无知，一没有向公司领导提出身体问题，二没有采取有效措施控制血糖。导致了他后期手术时，伤口半个月都不愈合。

我也设想过，如果不是这一次生病，说不定回国上年龄后再爆发心血管方面的疾病时，那不是一命呜呼，就是终生卧床了。

我也想象过，如果不是先生这么一场重病，我们俩大量的精力还纠结在外物上。我的父亲60岁时就病逝了，我们不能像我父亲一样，人生就是一个"拼"字，再加一个"苦"字。

有一天，我坐在床沿边突然顿悟。

有那么多的事可以不去做。

有那么的人可以不去交往。

有那么多的饭局可以不去吃。

……

看着窗外寒风中落尽树叶的大树，我想，它在寒冷中减去所有的叶子，是为了抵御寒冷的气候吧。人，有时候，不也如此吗？人生开始做减法。

2018 年 12 月 29 日完稿于碧湖云溪冷香居

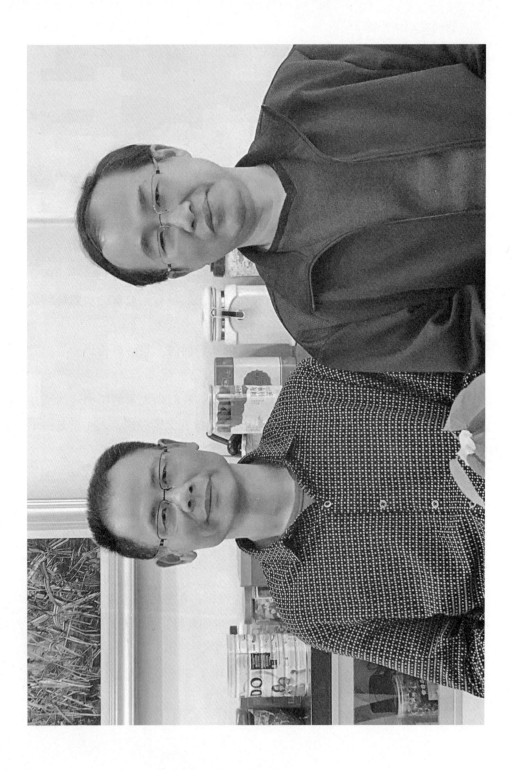

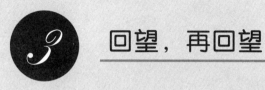

回望，再回望

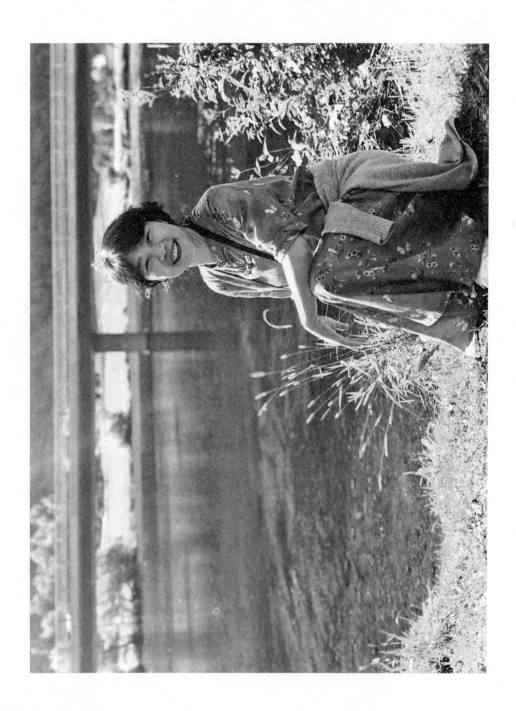

一位援外家属的辛酸

1997年5月，儿子6岁多，先生前往多哥的首都洛美，参加中国援建多哥体育场项目。这是先生第一次出国工作，全家人都非常兴奋，亲朋好友纷纷表示祝福。

临出发去机场的夜晚，我和儿子下楼送行，尚未上学的儿子抱着他爸爸的双腿，一双大眼噙满泪水，说："爸爸，不要走！"

可是，这一走，就是三个年头。

那时我尚在长江路第二小学当老师，既是语文老师，又是班主任，同时还担任教导处的副主任工作。合肥师范毕业的我，一直想不断地提高学历。每天一大早就起来看书，每天傍晚拖着儿子回到家后，匆忙做家务，又要看书学习，写各种工作文书。

刚上小学一年级的儿子，从来都是独自玩，独自完成作业。一人在家的我，忙得团团转，几乎没有什么亲子活动，我似乎觉得带儿子玩都是浪费时间。

学校的老校长工作尤其认真，加班开会到八九点很正常。夏日的傍晚，儿子放学后他就在我开会的办公室外面等候我，我不能也不敢把儿子领进来，本以为快结束的会议，又多开了半个小时，待我会议结束出去时，儿子的一双小腿从上到下全是蚊子咬的大包。儿子，看着急匆匆的我，也没有哭闹，饿着肚子悻悻地跟在我后面。

记得一个夏日的傍晚，那时儿子已经上二年级了，放学后他自己先回家，我在学校忙到暮色沉沉时才回。刚到家门口，抬头便看见儿子跪在六楼北边房间的桌子上，一只手扶着窗框，探着身子往外看着，不知道他看了多久，我知道儿子一直在盼着我回家，天黑了他有些害怕。

想想，我是多么后怕。

每天中午放学，待师生走得差不多了，我才带着儿子匆匆往回赶。因为我是学校中层领导，觉得只能走在别人的后面。

回到家，冷锅冷灶，我又是一番激烈的战斗。一般情况下是蒸一个鸡蛋，炒一个白菜，因为好洗，好做，速度也快。儿子很饿，但他从不吭声，但菜一上桌时，他便埋头大吃。通常，我们俩都不说话，儿子会站在椅子上，把菜盘子挪到他跟前，好方便夹菜，我又用筷子把菜盘子再划过来，埋头继续。

想想，很心酸。一碗蒸鸡蛋，一碟炒青菜，被我和儿子吃得如此"精彩"。

那时候经常停电，或者是电压不稳导致保险丝爆了，这些男人们的事情，常常让我束手无策，一筹莫展。于是我向左邻右舍求救，或者就是蜡烛解决问题，昏黄的烛光下，看着儿子攥着小手在一笔一画地写作业。

最可怕的事情，是房子漏雨。当时我住在安三小的教师宿舍楼顶楼，不知道什么原因，一到下雨天屋子就漏水。先是顺着墙往下淋，后来越发厉害，四处滴落。有一次大雨过后，家里整个儿被水淹了，水从大门口淋到楼梯下，邻居打电话到长二小校长室。

我飞奔回家，家里地面积水有两三寸，木地板也被淹了。欲哭无泪啊！

那天，我和同事汪小妹，拿起家里的毛巾被吸附地面的积水，然后再拧到大盆里，忙了大半天。忙好后，浑身就像散了架，真想哭，可我能向谁哭呢。

记得，有位好朋友从美国回来后，跟我聊天时说，国外规定，夫妻俩分开的时间不给超过两年，否则不人道。

是否不人道，我从没有想过，那时的我只盼望先生快快结束援建项目回国来，至于什么时候才给回来，完全服从于国家和先生单位的安排。可是，我不知怎么的就失眠了，而且近一年不能正常入睡，一闭眼就会想到死亡，妄想中的死人就会出现在我的脑海里，我只好睁着眼睛。严重时，我必须将家里衣服架子上的所有衣服收进大衣柜，然后靠服安定才可以入睡。

熬到了先生临近回国，大概是 1999 年 6 月份左右。那天晚上，我打电话给远在多哥的先生，说着说着，我居然号啕大哭起来。那天晚上，豁出去了，半个小时的电话，花掉了我近一个月的工资，八百多元。

1999 年 12 月底，先生终于回到了家里，整整是 30 个月。此时，儿子已经是小学三年级的学生了。

后来，从别人的口中得知，先生在这期间，曾晕倒在工地上，也是太劳累了！

先生的第二次长时间出国是 2002 年 4 月，前往莫桑比克首都马普托，参加中国援建莫桑比克的国际会议中心项目。

有了上一次长时间的分别，我操持日常生活基本没问题了。可就怕儿子生病，好在每次生病时，都把奶奶喊来，我有了陪伴和商量的人。

一次儿子高烧不止，连续三四天，我心急如焚啊！但又不能在一老一小面前说出来，更不能电话告知远在千里之外的先生。那日子可真是熬人呢！

就在 2002 年，我父亲胃癌复发了，这个消息如晴天霹雳。

我和弟妹看着父亲的身体每况愈下，心如刀绞，父亲是我们的山哪！先生在莫桑比克也是日夜辛劳，作为援外项目的总工程师，责任重大。我咬牙坚持着。

我带着父亲到处寻医问药，带着父亲再一次去做手术，一切无济于事，父亲的病情越来越重，最后为了减轻父亲的病痛，我从医院找来护士给父亲打杜冷丁减轻病痛……

直至有一日，我看着病重的父亲收拾衣物准备回老家时，才完全明白我的父亲将要永远地离开我了，我坐在父亲的床头号啕大哭，这应该是我平生第一次这样在父亲面前号啕大哭，我哭得绝望、无助。要是先生能在身边，我多少会有种依靠，不会如此绝望！

所有的日子，不会因为我父亲的重病而有所改变。我仍然是忙碌奔波，那时我已经是长江路第二小学的副校长了，更要为学校的工作多付出。加班加点很正常，似乎加班加点才是敬业的一种表现。

我忙着学校的教育教学工作，我忙着创建双语实验，我忙着举办三次全国名师观摩课，我忙着自己和教师们的专业成长。我甚至忽视了儿子的学业，我甚至没有请假回老家去陪伴服侍病危的父亲。最为遗憾的是，我居然没有想到父亲不久将要永远离开，打电话让先生请假回国。我和先生都没有想到跟领导提出请假的要求。

2013 年的 6 月 3 日，父亲永远地离开了我们，此时，先生远在莫桑比克的马普托，未能为父亲送上一程。一生的遗憾！

蹊跷的是，先生于当年的 7 月突然生病，面瘫，将近半个月不见好转，无奈之下公司安排他回国治疗。

那天去机场接先生回家，远远地看见先生右半边的脸肿胀巨大，几乎认不出是他。一个好好的人，咋搞成了这样？我再一次欲哭无泪。

多年以后，我一直在寻思：是不是天上的父亲看我太辛苦了，显灵让先生得个不要命的面瘫回来陪伴我呢？

经过了前两次的长时间出国，以及种种的变故，我真的害怕先生再出国了。此时，儿子已经是高中生了，马上要面临高考，再说儿子的学习，这么多年都是靠天收，也需要在这紧要关头督促一下了。从事基础教育的我，对于高考报志愿等事情也知之甚少。

可是，先生参与的一个标书投中了，按照合同，他必须以总工师的身份前往哥斯达黎加。那天晚上，我劝说了很久，希望他不要再出国了，先生一直不言语，那情形我知道，他是必须再次"远征"了。

2009 年 4 月，先生第三次长时间出国工作，这次是前往哥斯达黎加的圣何塞，负责中国援建哥斯达黎加的体育场项目。我多次开玩笑说，带我一起去玩玩，我可以给你们建筑工人烧饭。有时也嗔怒道：这么多次出国，一次都没带我出去过。

一语成谶，这是后话。

转眼间，儿子高考了，然后就是填报志愿相关事情。其实在这之前，好朋友给了我相关报考填志愿的资料，我看得也是稀里糊涂的。于是，我和儿子日夜研究，越研究越糊涂，远在哥斯达黎加的先生，也是忙得焦头烂额，顾不上研究我们母子俩的"研究"。

每天晚上，我都是挑灯夜战，将近一个月的时间，终于有了个大概。有了眉目之后，就电话求助我在高校的一些同学，以及身边内行的专业人士们。待相关学校及专业拟定好后，得到了省大招办的专家首肯后，我和儿子静等通知，谁知等来的结果远不是我们当初申请的专业，我们也太天真了，以为报完以后就可以高枕无忧了。

就在那段时间以后，我有一天照镜子，突然发现头顶上白发生，顿时内心一阵荒凉。

我的同学告诉我说，一年之后可以找人调整专业，谁知一年之后先生突然重病。我是在半个月没有接到先生信息之后，突然得到通知，先生病危！

这时，儿子正是大一的暑假期间。

我不知道先生是否能活着回来？我也曾设想过，先生也许会像父亲一样要永远离开我了，虽然说夫妻俩总有一个先要离开，可是我俩还都这么年轻。就这样，我和儿子立即前往哥斯达黎加。我怎么也没有想到，我是以这样的方式跟随先生出国的。

在哥斯达黎加的两个月里，我经历了一生的困难，让我一辈子活出了两辈子的滋味。我失去了很多，可我收获了更多。

哥国自然风光之美，哥国人民的厚道文明，哥国康复医学的先进。中国人在哥斯达黎加援建的体育场是多么壮观、完美，受到了哥斯达黎加总统的褒奖，可是中国人为此付出了生命的代价，在先生生病期间，有两个工人一死一伤。听闻真的是无限悲凉。

2 个月之后，也就是 2010 年 11 月 13 日，我带着死里逃生的先生回国了。一个 160 斤的壮汉，回国时，只有 110 斤。

只要生命尚存，我们就拥有未来。

从此以后，我和先生开始了漫漫的康复之路。

直至如今，2017 年 11 月，先生一直没有再长时间出国了，虽然期间有过短暂的外出经历，但是再也没有之前的长时间援建工作了。

一场重病，让先生缓下脚步，能和家人一起生活了。可是，我们的儿子去年又远赴德国留学去了。

2017 年 11 月 24 日

父亲的艺术人生

我的父亲是一位小学老师，也是一位小学校长。

记忆中，父亲不仅能教语文，还能教数学、音乐、体育、美术，按当今的话来说是一位全课程老师。父亲在中年以后就担任了车左小学的校长，一直到他临近退休时生了一场大病为止。

父亲是一位农民，五个孩子的父亲，为了生计，耕田耙地，插秧锄地，割麦子，挑稻把，所有的农活父亲都干过，而且干得还不赖。除了使老牛这项农活。

父亲还是一位艺术家。

吹弹拉唱，父亲都会。稍事空闲时，父亲会吹上一段口琴，或者笑眯眯地拿了一把椅子，坐在屋外的空地上，拉起了二胡，《高山流水》《二泉映月》《琵琶行》，悠扬的曲声即刻回荡在乡间村落里。遇上冬日忙闲时，父亲会和母亲合作，每当父亲拉起二胡时，母亲会咿咿呀呀跟着曲调唱起来。母亲最拿手的是庐剧《夫妻观灯》，只见父亲拉动二胡时满脸的陶醉和专注，遇到激昂处，整个身子都剧烈地晃动起来。

上学和放学路上，父亲会迈开大步走在田间小路上，风一般地从我们身边走过，有时也会留下一串嘹亮的歌声，那天父亲的心情一定很不错。音乐课时，我和我的同学就会跟着父亲唱着那个年代的歌谣，从"大海航行靠舵手……"唱到"我是一颗小小的螺丝钉……"别的小朋友唱得很欢，我在后面跟音，那时不觉得父亲"唱歌"教得好，当时我们管"音乐"课叫"唱歌"课。

写毛笔字，这是父亲很拿手的，方圆几十公里没有人不知道庞书坊有个杨道林，车左小学有个杨老师书法写得好。

逢年过节，父亲的活计便多了起来，写门对子。一个村子的门对子都是父亲包了，当然还有不远处的车左小学和大队部的门对子，也是父亲包了。

家里吃饭用的大桌子被拖到堂屋的中央，堂屋的地面凹凸不平，父亲找来土块垫平桌腿，然后甩开膀子，开始书写。浓墨泼就，笔力刚健，红红的门对纸上闪耀着墨色的亮光，父亲的一双眸子也是光彩闪耀。他一边写着，一边叨念着对联的内容，兴起，写完最后一个字时，会夸张地挥舞着拿笔的手臂，然后有力一收。满意的时候，会停下笔，看着满地的书法作品，逐个审视欣赏一番。记忆中，唯那个时候，父亲是最快乐的。

如果村子里谁家有大事，婚丧嫁娶、盖房子架梁等，父亲自然也要代笔。

至今，我老家的一排红瓦房的大梁上仍然残留当年架梁时，父亲书写的作品。旧色的红纸剥落得只剩下一小块，但流畅有力的墨迹仍然可见。想当年父亲为自己的房子架梁书写时的心情是多么高兴。如今，墨迹和房子仍在，父亲却早已离开人世间了。

很可惜的是，父亲没有留下书法作品，多少门对子都在岁月中被撕去了。现在唯一被留下的是一本父亲当年的备课笔记本，那本子里的钢笔字，尚能感受到父亲书写时的流畅有力、刚劲挺秀。

俗话说，书画不分家。是的，父亲还会画画。

在我上小学时，看到父亲会在农闲时，用炭笔在厚厚的白纸上画人像，画之前需要用尺子横竖画上很多细格子，现在才知道，那是给人物画像时准确地定位。每每在这个时候，父亲都非常专注，不容我们在他身边绊来绊去的，如果不小心碰到他画画的桌子，父亲会勃然大怒。

父亲画人像非常逼真。记得我的老太太有一张较大的画像，就是父亲根据老太太的一寸黑白照片放大的。慈祥的笑容，凹陷的腮帮，尖尖的下巴上有一缕长长的胡须，头上戴着一顶线织帽子。这是老太太留给我的唯一记忆。

父亲画人像，逼真得如同今日的人物写真，应该说超过。父亲能将人物的神情和内心世界立体地表现在画像上，他是将这画像画活了。所以，方圆几十里来找父亲画像的人很多，父亲太忙，也画了一些，当然都是非常不错的关系，不能推脱的。

令我常常懊恼不已的是，父亲给我画的一张六个月时的画像被我弄丢了，那是父亲根据我六个月时的一张黑白照片放大而画的。我能感受到父亲是如何地爱他的大女儿，那张画像画出了六个月婴儿的稚拙可爱，肌肤光滑细腻，如在目前。一双眸子黑亮，闪烁着婴儿特有的纯真眼神，一个羊角辫树立在头顶上方，黑缎子般的头发似在飘动。

母亲说：那时候，有一次我发高烧，沉睡不醒，父亲急得号啕大哭，怕我死去。一位顶天立地、个性刚烈的父亲，竟然是这样的铁骨柔肠。

这一切，都倾注在他的笔端，绘成了那幅六个月的画像。这幅画像在我工作时从老家拿到城里，后来不知道丢失在何处，我只能在记忆中常常搜寻了。

父亲画画，很多时候都是表达心情。

条件简陋，笔墨凑合，父亲连宣纸都舍不得花钱买，更没有什么画室画案了，但这些都阻挡不了父亲创作的热情。

父亲画的最多的是齐白石的虾。

我们兄弟姐妹五人，每人家里都会有父亲留下的国画虾。大弟弟搬家时，父亲一高兴，画了一幅虾，还画了一幅红梅。

父亲所画的虾，个个充满了活力，似在水中游动，一忽儿向左，一忽儿向右。站在父亲的虾作之前，需凝神静气，生怕有一点儿声响会惊动这一池的虾。

记得父亲画虾时，经常会叨念一句话：虾头似龙可为龙……遇到父亲那天高兴时，他会一边画一边告诉身旁的我如何画虾。

"画虾身子时，连画三个节，再折角画两个节，这样的虾子才生动。"然后父亲会示范着放缓画画的节奏，让我看明白。

画虾的最后，父亲会将虾的长须和大夹再画上，长长的触须四处舞动，有几根是有力的反向身后，那样的话，虾子就是在水中快速游动的状态。父亲笔力雄健，虾的大夹很有震慑力，似乎一不小心小手就会被夹住一样。

父亲画红梅，也是苍劲老辣，活力四射，生机盎然。

小妹妹搬新家，父亲一高兴又要画画了。一幅红梅，墨色铺就晕染出红梅的老枝，那嶙峋的树皮，那遒劲的枝条，那红艳艳的梅花朵朵。我能想象出父亲当时的心情热烈奔放，喜气难抑，他的"小棉袄"也买上大房子入住了。

有一日，我整理书柜，整理出了父亲的两幅红梅。这让我十分惊喜，我立刻放下手中的家什，立在父亲的红梅画作前，默然相看。

一幅红梅，铁色枝干，斜卧画幅，主干上小枝直立，枝枝梅花灿灿。我不知道父亲在画画时作何想，但我能读出来，父亲是在暗喻他和他的孩子们：老干将朽，新枝辈出。

另外一幅红梅是淡墨轻染，红花璀璨，枝枝红梅直插蓝天，意气风发，精神抖擞。落款是：恰逢香港回归，广泉出国之日，喜悦兴奋难抑。

父亲的画作常常使我顿悟：人生百年后，留给子女的，留在这时间的，唯有笔墨，唯有精神和文化。

其实父亲骨子里是一个文人。他有着文人的敏感和善思，常常会对世事人生发出感慨；他有着文人的丰富语言，常常是妙语连珠，宏论滔滔；他有着文人的清高和愤世嫉俗，为此曾付出代价。

那时，父母亲所在的车左小学，隶属于吴山镇教办管辖。偶有什么研讨会召开，父亲都会作为大会代表发言，回到家里，母亲就会告诉我们父亲今天的发言有多么精彩。要知道，母亲很少在我们面前夸奖父亲的。

父亲的文采，也被吴山镇时任领导看上过，让父亲去镇上当秘书，可父亲舍不得农田，在车左小学一边当老师，还可以一边种农田，最终选择了继续当老师。我曾分析过父亲的人生，觉得是小农经济意识主宰了他的人生。

最为悲催的是，父亲恃才傲物。

父亲的直接上司，不如他有才，父亲言语上多有得罪。那时父亲已经是小学校长了，他的刚正不阿、直爽清高得罪了顶头上司，结果是父亲被强行调离到离家 20 里之外的一所农村小学去上班。这件事对于父亲打击很大，不得不去，去了每天不能回家，吃住差都不是问题，关键是他每天不能种地忙家务了。两年后，父亲通过关系疏通才又回到了家门口的小学。

父亲的文字，大都是花费在公文上了，什么计划、报告等，他也没有时间和闲情逸致来书写文章。我算是遗传了一点父亲文采上的基因，仅一点，但这一点也足够我今后来书写父亲未竟的人生了。

什么让父亲的人生如此艺术？

父亲是农民的儿子，他的父母和爷爷都是农民，难道父亲的素养是来自遥远的遗传基因？或者说父亲就是聪明绝顶。

父亲生于 1943 年 1 月 24 日，六十年代初毕业于肥西师范。难道是那个年代的师范培养的？应该不全是，和父亲同龄的一些老师范生们，也没有几个如我父亲一样具有丰厚的艺术素养，像我父亲那样在音乐、书画和文学上都喜好擅长。

坐落在江淮分水岭的南脊下，一个只有十几户人家的庞书坊，诞生了我的这位艺术家似的父亲，在他六十年不长的人生中，不仅有劳累和创造，还有艺术和美好。

父亲不长的人生中充满了劳苦，是艺术给了父亲诸多的慰藉。

2017 年 11 月 23 日

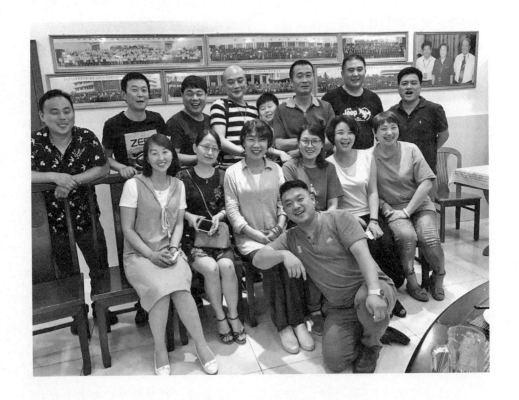

父亲给我们起名字

我有兄弟姐妹五人，准确地说我有两个弟弟，两个妹妹。

我们五人的名字分别是：杨立新、杨帆（杨德生）、杨春燕、杨娇玉、杨青松。其中唯有二弟的名字是母亲所起，其他的都是父亲的主意。

父亲是五六十年代的师范生，多才多艺，棋琴书画，吹弹拉唱，无有不会的。甚至是农人的活计，使老牛、打场地、编篮筐等等，都难不倒父亲。但最为突出的当属父亲的文和墨，当时吴山公社的领导想让他去当秘书，父亲舍不得丢下家里的庄稼地，思前想后，还是未去。可每一个公开场合下，父亲都是言论滔滔；每一个良辰好景，都会有父亲的泼墨挥就。以至于在我少女时期，梦中的青春偶像，一定是如父亲一般的才华横溢。

父亲给我起名"杨立新"，曾经我很不喜欢。

小学时，身边的伙伴都是什么菊，什么芳，让我羡慕死了，像个女孩子的名字。而"立新"是什么东西，没有具体的形象，也没有美丽的色彩，甚至声音也不好听。可村子里的人，常常大声地呼喊着我"大立新"，甚至我的弟弟、妹妹也是以我的名字为修饰限制语，"大立新家二宝""大立新家老三"这么喊着。

直到长大后，我才从母亲的口中得知，我出生的时候恰值文化大革命"破四旧，立四新"时，父亲是激进分子，还参加了当时的"四清运动"。我的名字是时代的产物，接下来在人生的过程中，不断地遇见陈立新、袁立新、谭立新等，甚至还遇见过如我一样的"杨立新"，当然那是位男演员，我很不喜欢他，不知道是他的演技，还是因为他的姓名也叫杨立新，总之看见他，就不舒服。

人生渐深，方知"立新"的深意。可惜此时我的父亲早已不在人世间了，我也无从告知他我内心的认知了。

有一天，我觉得古人有很多的名号很好玩，于是跟我的师范老师彭君华说了自己的心思，请老师给我也取个字吧。老师是从事古籍整理的专家，引经据典给了我两个"字"，让我挑选，一曰"文蔚"，二曰"玉铉"，老师说，文蔚和玉铉皆是根据"立新"之名的古意出处而选取的相近或进一步延伸阐释的词语。

文蔚，端正静雅些；玉铉，俏皮灵动些。

大弟出生后，名字是母亲所起，姓名为"杨德生"，母亲可能是用了我们辈分的"得"的音近字"德"，也可能是因为有位领导人"李德生"之故，希望自己的儿子将来有所作为。但大弟上高中之后，觉得自己的名字不够美，悄悄地将自己改名为"杨帆"，这么一改，倒有了父亲起名字的风格了。

大妹杨春燕，父亲最初给她起的名字好像叫杨三春。稍大后，三妹似乎不太喜欢，也许就如我一样，对"三春"为何物何种色彩根本不知，不满意"三春"之名，于是母亲就撺掇一下说叫"春燕"吧，三妹就在"三春"和"春燕"两个名字之间做出了自己的决定。后来"三春"就变成了"春燕"，春天的燕子，能看得见的美好。

而今，我才知父亲给大妹妹起的名字是多么的诗意和美好。三春，孟春、仲春、季春，春天的光辉。"谁言寸草心，报得三春晖"。

小妹妹，名为杨娇玉。

这也是我最喜欢的一个名字，也许是因为名字，也许是因为小妹妹的聪慧乖巧，兼而有之吧。父亲给小妹妹取了这样的名字，也是父亲对女儿的疼爱体现。玉，是多么美好，圆而润。娇玉，是一种什么好玉？字典中"娇"有三种解释：

1. 美好可爱：～儿。～女。～艾（年轻貌美的女子）。～娆。～艳。～嗔。～逸（潇洒俊美）。

2. 爱怜过甚，过分珍惜：～养。～惯。

3. 柔弱：～弱。～小。～嫩。～气。

父亲当然是取其1、2两种释义的。那时的父亲已经是34岁了，估计正是疼爱孩子的年龄，再得一女，好生欢喜和爱怜。

小妹妹的个性和"娇玉"之名，如此契合，是父亲早有所断，还是在名字引导之下妹妹长成如此，小妹娇玉，是人见人爱，无论是长相气质，还是说话行事，都有珠圆玉润之感。

最小的弟弟，排行老五，名为杨青松。

青松一名，总使我想起"大雪压青松，青松挺且直"这首诗，这首诗是陈毅将军所写，寓意是一种顽强不惧的精神。小弟弟出生在1978年，父亲那时36岁，算是日渐成熟的年龄了。可是我的父亲生性刚强，性格火暴，疾恶如仇，是非分明，加之非常有才华，常常是桀骜不驯之态，清高不凡之势。

模糊记得，父亲和母亲有一次去赶集，父亲挑着担子去集市买卖，遇几个蛮横之人，三两句言语不和，立刻就是动武之势，父亲拿起挑担子的扁担，在空中挥舞起来，如孙悟空舞起他的金箍棒一样，那几位蛮横之人立即四散逃走。回来后，父亲母亲当着笑话说给我们听，现在想想，那画面如在目前，可我的父亲已在地下长眠十几年了。

父亲的刚正不阿，得罪了他的顶头上司。那一年，父亲被顶头上司调任到离家几十里路的一所小学任教。那时的父亲已有五个孩子，家里还有十几亩的责任田。父亲骑着那辆破自行车每日来回骑行四五十里，遇到雨雪天，只能暂居在那简陋的校舍里。最让父亲难过的是，每天放学后，他无法赶回家做农活了。

父亲，给小弟弟取名为青松，是他那时内心的写照。

后来，我的大弟弟和小弟弟分别结婚生子，取名字的事情，又让父亲神采飞扬了。大侄子名为杨逸飞，现在已经是二十多岁的小伙子了。我前几年才知道上海有位著名的画家叫陈逸飞，不知道父亲当年给大孙子起名字时，他是否也知道陈逸飞这位画家之名，如果父亲还健在，我马上就问问，看他是否是原创。

因为大孙子叫杨逸飞，后面小弟弟生一女，父亲就给他的孙女起名叫杨逸婵。婵，多么美好的字眼，自父亲起名杨逸婵之后，我才关注这个字"婵"。

字典中：

1. 姿态美好，如"竹婵娟，笼晓烟"；

2. 指美女，如"一带妆楼临水盖，家家粉影照婵娟"；

3. 指月亮，如"但愿人长久，千里共婵娟"。

但我知道，父亲起名字时，是不会像我这样查字典的，他是随口拈来的。

父亲，杨道林。曾经我给父亲找人算过卦，那是他重病的时候，那位算命的先生懂得易经，他说从我父亲生辰八字里推算出，父亲五行属火，缺水和土，如果父亲能挺过当年的6月，便会没事了。可那年的6月2日晚上，我的父亲永远离开了我们，那是2003年。

后来，我一直琢磨着这事。终于有一天，我发现父亲的姓名中，木太多了，"杨"姓中有木，"道林"的"林"字中有两个"木"，而父亲五行属火，他的生命过早燃尽了。早知道，我会让父亲改个名字，名字中带上"水"和"土"。

2017 年 1 月 3 日

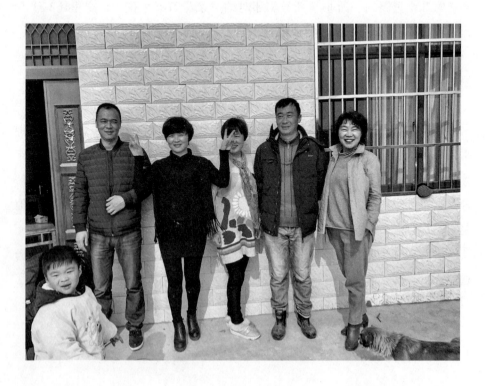

父亲的勤劳

我的祖父是地道的农民，忆及祖父时，脑海里是这样的画面。

光头，背稍驼，肩上荷着锄头，大清早就从我家门口走过。爷爷从田里劳动归来吃早饭了，爷爷去田里干活是多么早，约摸5点钟。勤劳，是爷爷身上的标签，也是中国农民身上的标签。

身为教师的父亲，也算是半个农民。他也继承了爷爷的勤劳。

每天天还没亮，父亲就出去干活了，在去田里干活前，还把早上的稀饭或者山芋、南瓜给煮好。等他从田里回来后，急急忙忙吃完早饭，再赶往不远处的小学上课。

农民式思维的父亲，最见不得别人懒惰。

一大早，就在院子里吆喝着："小立新哪，起来了！"转过身又喊道："小二宝，快起来！太阳都要晒屁股了，还不起床！"哪个孩子稍慢些，父亲就会暴躁地吼起来，还不快起来，看你长大吃什么！

勤快，是父亲对我们的基本要求，也是唯一的要求。

他是这么叫着，更是这么做着。

记得一个炎热的夏日，炽热的阳光明晃晃地照着大地，场地被晒得干朗朗的，正是打谷子的好时候。我家责任田的稻子一捆捆地睡在稻田里，父亲中午从学校放学回来后，趁着母亲烧饭的那会儿功夫，将一块田的稻捆全部担到了场地上。父亲一边挥汗如雨，一边哼哧哼哧地晃悠着百十斤重的担子，他的一双大脚，每一步都很坚实。看着父亲快速地来回在稻田和场地上，喝口水都顾不上，心里有说不出的滋味。

父亲，就是这样勤快，以勤快养活我们兄弟姐妹五个。

父亲的勤快，自然潜移默化地影响着我。

记事起，我很少睡过懒觉，总觉得睡懒觉是一种浪费和奢侈。更主要是，一大早躺在床上不起，会有种罪恶感，似乎有一种力量一直在背后催促着。因此，早上我几乎没有睡过懒觉，除了生病不起。

也很奇怪，早起的习惯，也使得我早上的学习和工作效率最高。

一位好朋友，问我的祖上是做什么的，我只记得爷爷辈是农民。估计朋友看我父亲文学艺术样样精通，看我身上也有着爱好文学和艺术的元素。有一天，我特地问了母亲。母亲说，我家的祖上，据说是经商的，而且做得很大。我们家没有族谱，也无法考证。

自读书时候起，我也跟父辈一样，很勤劳。

小时候底子太薄，很多知识都是在上学的时候才接触，偏偏我的记性不好，只有反复读记练习，才可以记得住。

直到我师范毕业走上教师工作岗位，我还是一如既往勤劳地苦读。

师范毕业后，是一名中专毕业生，自小在父亲的影响下，对大学生充满着神往。于是报名参加自学考试，从中专考到大专，从大专考到本科，甚至从本科考到在职教育硕士，教育硕士以高分超线，但因英语单科分数未达线而未被录取。

这一路，都是秉承着父辈的勤劳。

每天天不亮，我就会起床，打开书本如饥似渴，然后再匆匆赶往学校上班。每个名词解释，每道论述题，我要反反复复背上若干遍。那些古诗词、诸子百家散文名篇，我也是早起就背，反反复复，不遗漏一篇。

直到考试前，我将自考的书籍看上个五六遍，所以一路考试，没有红灯，一起考试的同学都认为我很厉害，其实，我是以勤快来弥补我的笨拙。记性不好，就多背几遍，容易遗忘，考前就多看几遍书。

如此，勤快而已。

勤快，使我很得益。于是，我也常常要求我先生、儿子如我一样勤快，先生自小是他的外祖母带大，相比较而言，是被宠大的。而我，如我父亲一样，对做事滞后拖沓，有"眼睛里容不得沙子"的感觉。我以勤劳的标尺丈量着我的先生，催促着儿子，每天一大清早，如我父亲一样地吆喝，一会儿喊先生早起，一会儿喊儿子早起。

勤劳，是父辈给我的遗产，它融在血脉里，一生不去。我只有很好地继承它，才无愧于我那勤劳的父亲。

2016 年 11 月 16 日

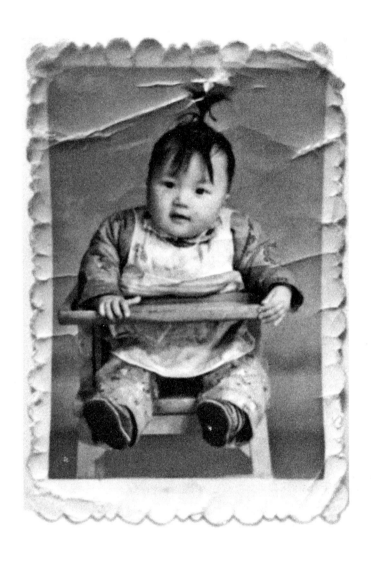

后悔有三

世上虽无后悔药，但该后悔时还是要后悔的。

第一悔

我后悔在父亲生重病时，没有带父亲去上海、北京一些大医院看病，或许去了，父亲的病就会有转机。

后悔父亲在生病期间，我没有多陪伴。没有在他需要搀扶一把的时候，递上我的双手；没有在他需要喂汤喂水的时候，舀上一勺；没有在他极度苦痛的时候，听他无声地诉说，给他轻轻的安抚。

我后悔在父亲身心极度痛苦时，没能给予他细细的开导和安慰，没能给予他治疗过程中的陪伴。

后悔在父亲生命已无转机，从合肥回到农村老家时，我没有一路地陪伴护送，我没有回家服侍父亲几天，我甚至没有几句言语上的安慰。

我后悔在父亲临终前、临终时，没有轻轻地告诉父亲，您已经脱离了苦海，我会为您祈祷，祈求您早早地再来到这世上。我没有轻轻地告诉父亲，我会照顾好母亲和弟妹，让他安心地离去。我没有轻轻地告诉父亲，我会替他好好地珍惜每一天，珍惜身体，幸福地过好每一天，慰藉他无限留念世间的心。

第二悔

后悔儿子小的时候，我没有能像有的妈妈那样，给儿子炖个鲫鱼汤，炒个肉丝。通常我只是快速地蒸个鸡蛋，炒个白菜。我也没有给儿子每天冲上一杯牛奶，只是让儿子一日三餐都随我们简单地凑合。

后悔儿子小的时候，我没有能像现在的年轻妈妈们，每天给孩子读绘本讲故事，陪伴孩子做游戏，陪伴孩子认识大自然。我只是忙了学校的事情之后，就忙家务，忙了家务以后就忙自己的看书考试。儿子每天晚上只是静静地玩着积木，或捣鼓着一些小玩意。我唯一不后悔的就是，儿子一岁多时就学会了看报纸，坐在小凳子上，卡着一副塑料玩具眼镜，将报纸倒拿着，一副很专注的样子。

后悔儿子小的时候，我没有尽一个妈妈的柔情和细心。在孩子需要鼓励的时候，给予孩子表扬和鼓励，我只是一味严厉，甚至常常拿自己的孩子和所带班级的优秀学生相比较，给予儿子过高的要求。那时候就没想到，每个孩子都是独一无二、不可复制的；那时候没有想到，每个孩子，每个阶段的幸福都是无法弥补的。

后悔儿子小的时候，我的眼中只有"才"，没有"人"。既想让他学美术、学书法，又想让他学溜冰、学游泳，结果是逼着孩子学什么，孩子学完什么以后，就再没有了兴趣。其实，我是扼杀了儿子的兴趣。我没有根据儿子的需求，适时适当地帮助他实现自己的愿望，因势利导地去培养儿子的特长。

第三悔

后悔我当老师的时候，对孩子们的要求太严。上课时，不给孩子们讲小话，让孩子们木偶似地闭上他们可爱的小嘴巴；上课时，不给乱动，甚至双手放身后，把孩子的天性给泯灭。

后悔我当老师的时候，对孩子们的要求太死板。没有做完作业，一律批评严惩，罚写罚抄，不知道每个没有按时完成作业的孩子具体情况，只是一概地批评。

后悔我当老师的时候，不懂孩子的痛苦。明明知道孩子最怕的就是放学以后被老师留下来，偏偏我就使用这一招。饿着肚子，凄风冷雨中，看着别的孩子纷纷回家，留下的孩子，内心是怎样的煎熬，我根本不懂。

后悔我当老师的时候，不会讲故事。所有的孩子都喜欢听故事，在故事中他们会安静下来，在故事中他们会领会做人做事的道理。我只会一味地说教，一味批评。

后悔我当老师的时候，没有给孩子们更多一些的爱。当孩子不舒服的时候，摸摸他的小脸；当孩子哭泣时，给孩子一个暖心的拥抱；当孩子不小心摔倒时，给他一个注目的鼓励和微笑。那时的我，只知道一个劲地批改作业订正作业，批改试卷订正试卷。殊不知，孩子的成长最需要的是老师的爱。若干年之后，当我和我当年的那些孩子们相聚的时候，他们说得更多的就是师生生活上，一些看似琐碎的事情。他们却津津乐道，谁谁谁，中午又被老师留下来补作业，谁谁谁被同学带信告诉家长没做作业，又挨家长一顿打。每每这时候，我的心都隐隐地痛。我很后悔！

人生不可重过，所有的后悔都是回忆中的过往。我们所能做的，只是让未来能少一些后悔。

2016 年 2 月 4 日

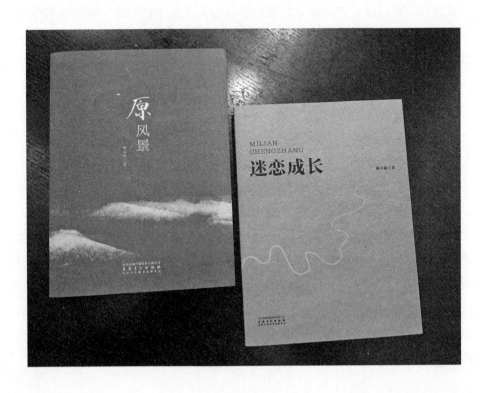

家

母亲患抑郁症，两眼无光，眼皮耷拉着，对面前的一切都无甚兴趣。甚至将自己以前喜欢的金首饰也拿出来要送给子女，只是儿女们没有谁要母亲的饰物，母亲强硬地将金首饰塞给了三女儿，我们苦笑着看着母亲，觉得母亲就如孩子般。

母亲已是第三次患神经系统的疾病了，第一次是她三十多岁的时候，那时是因为担心父亲另有他欢而忧虑成疾。第二次是母亲五十多岁时，那时她的五个儿女都已成家，也许是因为空巢后，情感的无处着落吧，也许是因为女性所谓的更年期吧，好在一年以后母亲逐渐痊愈。第三次是母亲现在七十多岁的时，神经官能症再次复发，这一次我已经有能力给母亲的病因诊断了。母亲是因为忧虑自己年老以后，跟谁住在一起，生病怎么办？希望自己能长寿，以至于睡不着觉，但她又不愿意服药，以至于再次诱发神经官能症。

自父亲 2003 年去世以后，母亲就没了方向。母亲一直是非常依赖父亲的，那年父亲去世以后，母亲跟着小儿子过了半年，也在几个女儿家穿梭短住，但母亲仍然不能从悲伤的情绪中走出来，我的姨娘给她介绍了一个老伴，一位退休的老校长，自此母亲稍稍好些，新的生活让她走出来了些。

可十几年后的现在，母亲再次患病，而母亲的老伴也是摔跤卧床不起。我们将患病的母亲接到老家，那儿风清气爽，田野广阔，希望给母亲带去生命的活力。

初夏的日子，我们兄弟姐妹双休日时相聚在庞书坊，陪伴生病的母亲。

庄稼日渐葱茏，草地上半大的小鸡成群觅食，菜园边的梨树、桃树和枣树，也已挂果。阳光稍有些强烈，母亲坐在三间红瓦房的廊檐下，默然不作声。我们兄弟姐妹不知道说起什么，自然也就说到了父亲生前的急性子和能干。这时，我瞥见了母亲颓然的身体向上挺了一下，耷拉的双眼抬了起来，一双昏黄的老眼中掠过一片温暖的光芒。她长长地"哎"了一声，那一声中有着无限的依恋和怀念，那一声中有着诸多的爱恋和感慨，那一声中也有着长长的叹息和无奈。

记忆中的父亲和母亲，没少吵嘴打架。有时是因为一件小事，田里该种些什么庄稼，两人意见不一，三言两语，父亲和母亲便吵了起来，甚至是恶语相向，一边的我们悄悄地躲到一边，黯然地做着能做的家务。吵得凶的时候，母亲甚至拿起身边的东西砸向父亲，父亲也是气势汹汹，抄起身边的扁担向母亲砸去，我们的心都要蹦出来了。

父亲就是脾气急躁，从未真正地打过母亲和他人，包括我们兄弟姐妹也很少挨过父亲的巴掌。母亲今天长长的叹息中，对父亲是那样温情怀念、真情思念，母亲是在抑郁中温暖地回想。我不知道这是不是一种心理疗法，让抑郁的病人回想自己以前的快乐和美好，能将面前的阴霾赶走？

又是一个双休日的下午，我们再一次聚集在那三间红瓦房里，午饭后的慵懒，让我们提不起神来。兄弟姐妹中，不知谁说到了四妹长得最像父亲，四妹的确长得漂亮可人。一边默然不作声的母亲，突然说话了，声音不再是之前的无力低沉，她提高了嗓音说："你二老年轻时很漂亮。"（我们称父亲为二老，因父亲排行老二，因为避讳什么的原因。）

我们将目光全都投向了母亲。

母亲继续说："那时你二老真的很漂亮，两眼有神，头发乌黑。他当时刚从师范毕业不久，谈了一个女朋友名叫杨道琼，因为是本家，加之当时家穷，没能成。你二老很痛苦，别人就介绍我们认识了。"

我们都安静地听母亲絮叨，其实已经不是第一回听了。

母亲接着说："我那时是文艺积极分子，能唱会跳，不干农活，所以也是皮白肉嫩。看你二老长得漂亮，要不然他家那么穷，我哪能看上他？"

是的，瓜子脸，尖下巴，一双大眼水汪汪，还扎着一条粗辫子的母亲，在那个年代也算是个大美女。

如今的母亲，肤如树皮，纹如沟壑，耷拉着的双眼已想象不出当初的美丽，但在她的心中，她清楚地记得父亲的帅气和能干、俊朗和才华。

母亲在，家就在。母亲虽然唠唠叨叨、反反复复，但那三间红瓦房，仍是我们兄弟姐妹们和母亲相聚的温馨地。

可是母亲却不这么想，经常听到母亲说：

"我老了和谁在一起过呢？"

过了几天，母亲又会说：

"我在你们几家轮流过，一家一个月。"一开始我们很当真，真的设想给母亲留个房间。

后来，母亲又念叨：

"我的家在哪里呢？"我知道，她要自己的家。

我说："庞书坊不就是你的家吗？那里还有你和二老三十年前一起盖的三间红瓦房。"

母亲慢慢地摇摇头。

在母亲的心中，那三间红瓦房已不是她的家，因为和她一起盖房子的父亲不在了。哪儿才是母亲的家呢？哪儿才是她安心的地方呢？也许这就是她内心一直纠结和不安的事情，才导致了母亲的第三次抑郁。

三间红瓦房，是父母用血汗垒起来的，三十多年的风风雨雨后，仍然伫立在那一片青青的原野中，红瓦红砖很醒目。那里才是母亲的家，那儿才是母亲的情，母亲回到了那儿，她将日渐心安体康。

2017 年 6 月 10 日

忧

妹妹说，母亲想让我们给她过生日。于是，我们计划着在什么地方寻找一个大一点的饭店，兄弟姐妹们一起给母亲过个快乐的生日。我还想象着订个大蛋糕，切蛋糕、吃蛋糕时，弟媳喜欢闹腾，会给母亲纵横沟壑的老脸抹上白色、粉色的奶油。

不几日，我电话母亲。

母亲说："过什么生日啊！忘生，忘生，人家说，不过生日才好呢！"

"哦，好的！妈，那我们就不过了。"我感觉有点突然。

后来，妹妹告诉我。母亲担心73岁这道坎，所以想过生日，让欢聚的快乐赶走心中的阴翳。但后来听别人说老年人过生日不好，于是告知我们不要给她过生日了。

母亲已经是73岁的年龄了，母亲是真正地老了。动作不如以前那么利索了，灶台也不如以前那么干净整洁了，一双老手上的皮肤松弛打皱，布满了黑褐色的斑纹，脸上也是暗黑无光泽。那个尖下巴，瓜子脸，扎着麻花辫子的母亲哪儿去了呢？

好，就听母亲的吧。

到了母亲的生日之前，想到了小时候村里人的做法，给老年人"填阈"。做女儿的在父母生日之前包了很多的饺子，然后码在大蔑篮子里，再在篮子上面盖上一层干净的布，一大早送给父母亲，美其名曰"填阈"。意指给父母亲填上人生的沟坎，跨过人生的一道阈，今后顺顺当当的。

于是，我叮嘱三妹妹在母亲生日之前包了很多饺子，送给母亲来"填阈"。在母亲生日的当天，我和三妹妹不敢提及母亲的生日，看着母亲虎着脸，就权当不记得这个日子了。只是在她生日的当晚，我们陪着母亲一起吃了个晚饭。

母亲一大早打来电话。

"小立新哎，我昨晚又睡不着觉了啊！"母亲有时这么喊我，虽然我已是老大不小的了，但很享受被母亲这么喊。

"妈，昨晚怎么了啊？"

"路边的汽车太吵了，晚上声音还特别大。"

"那今晚换个地方睡觉吧。"

"好的，我试试吧。"母亲木木地答道。

想到母亲年轻时候的神经官能症，我有点担心睡眠不好会诱发，于是建议她晚上去小弟弟家睡觉，那里也有她的房间。

双休日的傍晚，我们兄弟姐妹一起去母亲的住处吃饭，陪伴一下忧心忡忡的母亲。说是陪伴，其实母亲已经习惯了孩子们的陪伴就是来吃顿饭而已，于是母亲仍然是低头弯腰地忙碌，然后一边默不作声地看着孩子们吃饭谈笑，她的脸上写着"忧郁"。

暮色沉沉时，弟妹们陆续带着孩子回自己的小家了，母亲用目光一一相送。母亲静静地站在马路边，看着一辆辆车子启动，再远去，直至车辆走得很远很远，她仍然定定地站在马路边。我不知她心里在想着什么，但这一幕使我想起一句话：所谓的母子一场，就是在一次次的背影中渐行渐远。

于是，我在家里的微信群中发了一句话："以后，我们要经常来陪陪老娘啊。"群里兄弟姐妹们立即应声附和，但母亲那木木的、独自一人暮色中的身影一直消散不去。

没过多久，母亲在妹妹的陪伴下去合肥四院看病，开了一些安眠药和治疗神经官能症的药物。母亲坚持不吃治疗神经官能症的药物，她说怕产生依赖症，尽量抗一抗。

我很牵挂母亲，于是打电话给她。

母亲说："我好几天晚上都不能睡觉，血糖也升高了。"

"那你吃安定啊！"

"不能吃啊，吃了会上瘾，产生依赖的。"

"那睡不着觉对身体的伤害还能大过安定的副作用吗？"

"……"

电话那头的母亲不吱声了。

"你又不用读书考大学了，还怕安定伤害记忆力吗？"我半开玩笑地跟母亲说。

"安定不会有太多的伤害吧，你的老同事还在吃安定吗？"

母亲在找一个参照的人，我把以前在长二小的老同事卓老师靠安定入睡多年的事例告诉她，以打消她的疑虑。

安定只能助眠，不吃治疗神经官能症的药物，使得母亲的身体每况愈下，拖不动腿，甚至发生了呼吸急促快要窒息的症状，这是神经官能症的表象。我们央求母亲听医生的话，并从网络上查询资料告知母亲，所有的症状都是神经官能症的症状。母亲，终于肯吃药了。

没两天，妹妹电话来了。

她说母亲吃了治疗神经官能症的药物后，心情烦躁，身体不适。母亲怎么也不愿意再吃这种药物了，于是去安医找神经内科医生再看换药，仍然是这个状况。后来得知，服药后的心情烦躁，身体不适，是治疗神经官能症药物的一种副作用。

看着母亲日益拖不动的双腿，一双老眼盯着一处半天都不转，纵横沟壑的皮肤日渐干瘪粗糙，我很无奈地建议，去看中医吧。

一边沉默的母亲终于说话了。

"你一直都没有用心对待我的病，早就应该带我去看中医了。"母亲的眼睛中闪过一似光亮，她嗔怪地说道。

我很无奈，苦笑着跟妹妹商量，明天一早就带母亲去看中医。

中医把脉告诉母亲，说你家祖传长寿，从脉相中就能知道你家有长寿的基因。母亲大喜，当天精神状态就明显好多了。

一个星期以后，母亲的状态稍有好转，从电话中能感觉出来。但母亲仍然说不想吃药，她还说中药"拿"人。

"大姐啊，我昨晚减了半粒安定，就一夜又没睡好。"母亲有时和弟妹们一起喊我大姐，她和弟妹们一样很依赖我这个"大姐"。

"如果到半夜还睡不着，你就起来吃上一粒安定不好吗？"

"……"母亲电话那头不吱声了。

"我上次不是告诉过你吗？"

"我已经老糊涂了，不记得了！"母亲有点不高兴了。

于是，我就告诉母亲，若干年前我曾经吃了一年多的安定帮助入睡，今年胃不好，也吃了一个多月的中药来调理治疗。电话那头的母亲说："我知道了，我再坚持吃，但是吃完了这副中药，我就不吃了啊！"

我只说："好，好，好！"

哄着母亲吃完这副中药，并每晚坚持服安定帮助睡眠，一个星期相安无事。

母亲，现在就像一个孩子似的，随着年岁的渐增，做子女的是要调整自己，和母亲变换一下多年的角色了。

母亲，终将会老成一个真正的小孩，甚至是小小孩，我暗自地想。

2017 年 5 月 27 日

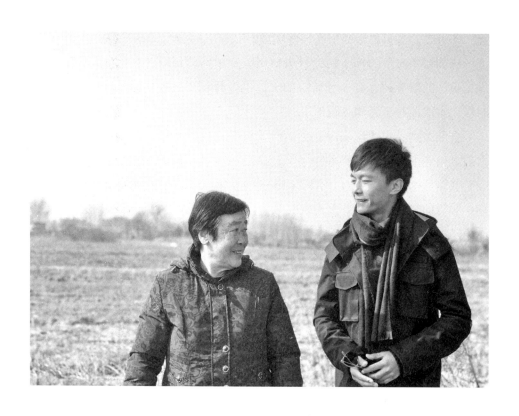

回乡的路

时值大雪节气，恰回老家庞书坊。

一路上，冬阳暖暖地透过车窗，晒得我满面红光。

车窗外的田野，呈块块深浅不一的黄褐色，有的是裸露的土地，有待明春的播种；有的是平整细密的土壤，已经有根根黄绿色直直向上，那是今冬的麦苗；低洼处，是一块块水田，冬季水田里没有了水，但稻谷收割后的稻茬在阳光下仍然是黄黄的，有些耀眼。

冬日里，金黄色很吸引人的眼球。

比如初冬时节的柿子树，村头村尾，一树树的红灯笼，非常喜人；比如满是黄叶的银杏树，有一种震撼的美，很夺目。我想可能源于人类在寒冷的时候，本能地对于光和热的追求。

合淮路到吴山的这一段，仍然没有完全修好，车子在颠簸中通过。这是之前吴山老街通往合淮路的一条老道，后来便被新修的吴王大道代替了。我今天偶然从这条路上走过，却发现了另外一种美景。快到吴山镇时，车子左拐，醒目的吴山贡鹅总店出现在眼前。

满街都是挂面，从东头到西头。

一幢不起眼的小二楼，楼房前是一大片的水泥地，架着七八根竹竿，竹竿上晾晒着一挂挂吴山挂面。吴山挂面很有名，合肥地方有道土菜，叫吴山挂面圆子。吴山挂面圆子可以蒸着吃，可以在汤里下着吃，也可以用油炸着吃。

只见五六位男女老少，踮脚拿下一挂挂面，再弯腰在箩筐里叠起。箩筐里的挂面呈 U 字形有序地排列着，一层层叠加着，粗细均匀，面色乳白，透着一股股原麦面香。

还有几架竹竿上的挂面尚未晾干，直直地垂下，虽然很细，但有筋骨，柔韧得很。阳光洒在每一根挂面上，每一挂挂面都是在阳光中长成，一笋笋的挂面散发着面香的同时，也散发着阳光的味道。

　　沿着这条街，从东往西，每隔50米左右都会有一家挂面作坊。一眼望去，真是一道美丽的风景。街对面，隔三差五会有一家挂面小作坊，楼前光滑的水泥地面上，总是有一只只或空或满的大箩筐。

　　记不得这条街叫什么名字了，我想，应该叫"挂面街"。

　　出了挂面街，车子左拐弯，便进入回老家的一条路。这条路是老合淮路，或是叫206国道吧，如今村村通工程实施后，这条路又被修葺一新，黑色的沥青路面，白色的边线，俊美得很。车子行驶在乡村公路上的感觉很好，两边的梧桐树齐刷刷地向后，金色褐色的叶子铺在道路两旁，不时被风卷起又落下，发出沙沙的声响。

　　通往车左村的道口上，竖立着醒目的蓝色标牌"车左"，这也是最近才有的事。以往回老家庞书坊，全靠朦胧的周边记忆，一遇上季节变化，或是没留心便过了这个岔道口，于是来回折腾，却找不着回家的路。

　　从岔道口回庞书坊的路是在高高的坡顶上，一路向下，这是江淮分水岭的脊背。路旁有三五成群的鸡在草丛中觅食，一只个头大的公鸡，毛色很亮，红褐相间。我有种冲动想逮着它，拔去它漂亮的尾毛。这是源于童年时踢毽子的记忆。

　　几只老母鸡，身子肥硕，走起路来，一歪一歪的。这样的鸡汤配上吴山挂面，那是天底下的最美的味。

　　黄黄的鸡汤，隐没着乳白色的挂面，出锅前放上些许青菜叶子，再撒上一撮葱花，一口下去，觉得成仙。为什么庞书坊的鸡汤下着吴山的挂面就是这样好吃呢？我一直在脑海里琢磨着。有一天，突然有了新的发现。

　　庞书坊的鸡，在村子的前前后后吃着青草和虫子。一会儿来到路的南边，一会儿来到路的北边，路的南边是长江水系，路的北边是淮河水系。也就是这儿的鸡跨越了江淮之间，它的身体里流着两个流域的水。说得有点不着边，但是庞书坊的鸡真的是天底下最幸福的鸡。

　　村前村后大片的田野，还有杂树丛，五六个水塘散落在田野村庄的四周。阳光充足，水源富足，空气清新，鸡的食材全部来自大自然。这样的鸡能有不美味的？

　　再说吴山挂面，在那挂面街上的一杆杆挂面，也都是冬阳沐浴而成。没有阳光的日子，是做不成挂面的，所以挂面的味道总是很特别。这挂面，也是在江淮之间的分水岭上，任南北的风吹过。大自然的精、气、神都留在这根根挂面上了，能有不筋道的吗？

　　也许，只有出生在庞书坊和庞书坊周边的人，才特别喜欢吃着鸡汤下挂面，因为我们的身体就是在这块地域上长成，某些构成元素是一致的。所以回乡的路，是那么熟悉而温馨；回乡的心，是那样急切而热烈。

2017 年 12 月 8 日

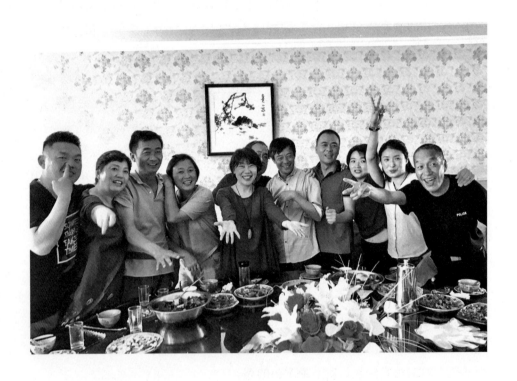

那一排红瓦房

庞书坊村子的最前面，有一排红红的大瓦房，红色的砖，红色的瓦。

这一排红瓦房，坐落在村子的最前头，很是炫目。特别是春夏之季，绿色葱茏，衬得红瓦房格外艳丽。

三十年来，村里村外，都晓得这是杨道林家的红瓦房。

1987年，父亲和母亲连借带凑，攒足了7000元，盖了这排红瓦房。

如今，母亲回忆说：

这瓦房的一砖一瓦都是有来历的。

红色的砖，是父亲从家门口的窑厂找人买来的，每块砖4分钱，母亲记得很清楚，翘起四根指头，一字一顿地告诉我："4——分——钱——一块。"

红色的瓦，是父亲找当年下放在车左大队的评宣队负责人老费买来的，老费是合肥建华窑厂的负责人，下放在车左大队，他手中能买到便宜的瓦。老费负责的评宣队主要是负责大队部的宣传工作，经常要刻写油印一些稿子，书写一些标语，以及出宣传板报等。老费同志就找到了能写会画在车左小学当老师的父亲，父亲和老费同志在一来二往中日渐熟悉，并成了要好的朋友。

说是红色的瓦，其实是红中有些许的蓝，大概是烧窑时技术上有些故障，造成了颜色不一，可这对于一分钱掰成两半花的父亲来说，无疑是个好机会，这样的瓦便宜啊。

有了砖瓦，还差木料。门窗和大梁的木料，又是从哪里来的呢？

母亲娓娓道来：

"我的培新大爷当时是肥西县政府的办公室主任，可以找人买到木材。"

于是父亲和母亲就步行加乘车，从长丰的庞书坊来到了肥西的上派镇买木材，那时候从长丰到肥西可是好远啊。

母亲的培新大爷帮忙买来了木料，解决了盖房子的最大问题。

而今，我抬头仰望大瓦房的大梁，灰黑色的圆木仍然很结实，上面布满了陈年的灰尘。当年架梁时贴上去的红色喜帖仍然可见，虽然脱落大半，仍有斑驳的一角。这是父亲当年亲手为自己的房子架梁时书写的，已不知是什么内容，但可以想象父亲当时是怎样地高兴。

我暗暗地想，改日我要去上派镇，感谢尚健在的培新大爷，据说他已经是87岁的高龄了。

1986年，我从合肥师范学校毕业来到长江路第二小学当老师。父母亲觉得孩子大了，说不定哪天会带同学朋友来家里，如果没有一个像样的房子，也太没有面子了。

我的父母亲是一辈子活在面子里的人。

那时，我刚刚工作，四个弟妹都还尚小，父母亲是从牙齿缝里省下来的钱，用来盖房子。

我清楚地记得，1987年的那个夏天，三妹妹从农村来到了城里，我的男朋友给了三妹50元钱买件衣服。

三妹妹从没有过这么多的钱，高兴得傻了，和她的同伴买了两件衣服，一件7元，一件8元，再买了两支冰棒。还剩下三十几元，准备带回家给父母亲盖房子。

当母亲得知三妹花去了十几元钱时，把她一顿暴打。一边打一边说："家里连买菜给工人吃的钱都没有了，你还花去这么多钱，你这个不懂事的孩子。"

三妹打死不认输，以至于多少年后，三妹还在为此事对母亲愤愤不平。

红瓦房盖好了，在方圆十几里的车左大队，算是第一家了。

在我结婚出嫁的那天，父母亲带着五个孩子在这红瓦房前照了全家福，红红的瓦房衬着父母亲红光满面的笑脸，这也是我家唯一的一张全家福，红瓦房是这张全家福最好的背景。

红瓦房，的确给父母亲挣足了面子。特别是我结婚那天，接亲的一群城里人来到了这一排红瓦房里。

那时城乡差别可大了，父母亲觉得自己的女儿虽然在农村长大，但在女儿出嫁那天，让城里来的人从这一排气派的红瓦房里接走自己的女儿，内心是多么舒坦。可是父母亲为了这一天却流下多少汗水，付出了多少艰辛。

如今，盖红瓦房的父亲，早在十年前的 2003 年 6 月便离开了人世间，父亲是太累了，积劳成疾。

如今，村村通的水泥路也修好了，建材也是丰富多样，再盖房子时也不会像以前那样艰辛了。

如今，红瓦房很快就要被拆了，弟妹要在这红瓦房的地基上盖小别墅了。

如今，我每每站在红瓦房里，总会有一种依依不舍。

岁月流逝，红尘滚滚，庞书坊的那一排红瓦房，将会是记忆里的红瓦房了。

2017 年 12 月 4 日

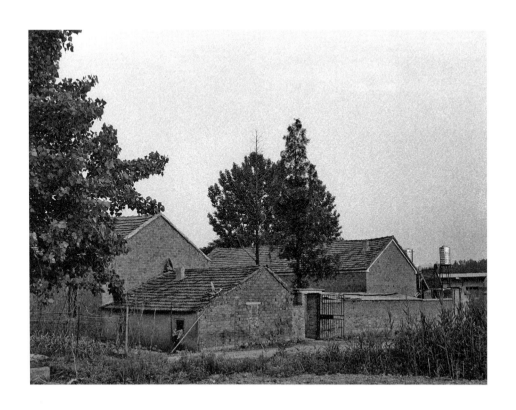

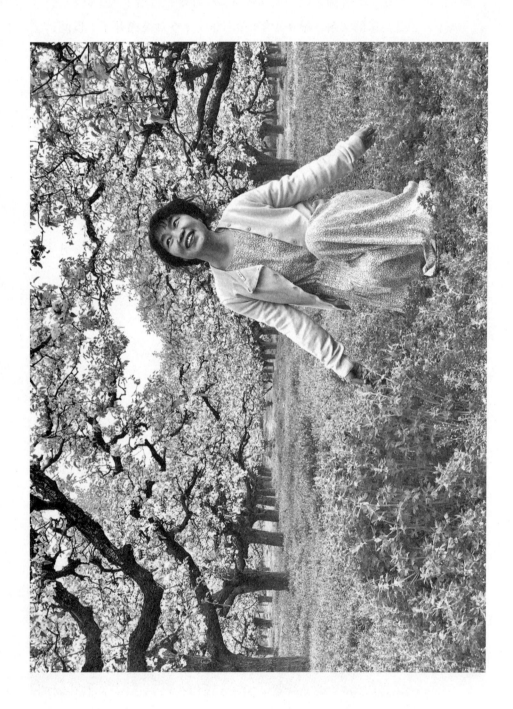

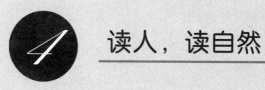

4 读人，读自然

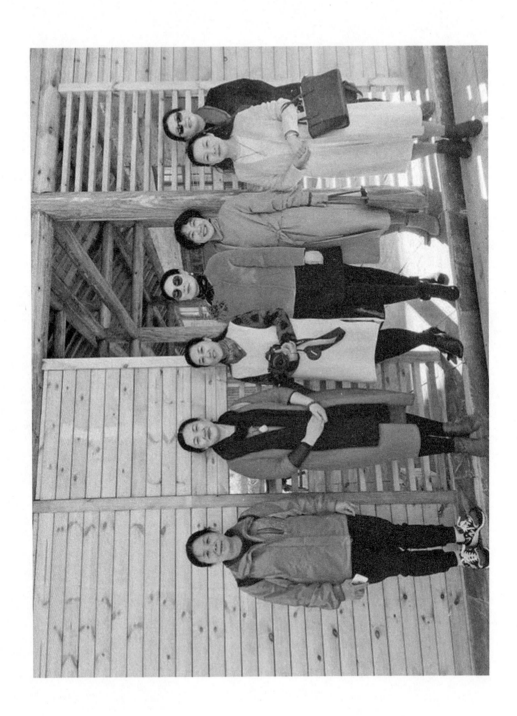

看望何先生

一直挂念着，去看看何老人家。

他于去年被诊断出肺癌，一时间，教育界的人们都难以接受。何炳章先生，他是那样地热爱教育事业，退休之后仍然担任合肥市老年大学的校长，同时带领全省各地市的学校开展"自育自学"实验。他是那样地注重健身和养生，每天坚持锻炼，步行五千米，每天坚持吃一个苹果和适量坚果，每天坚持适量地阅读和写作。

他，居然也得此病，这让我们的心何以安宁？

何先生的最初猜想，说他因为房子卖了，买房人催着搬家，新房子装修好没有空置一段时间，就立即搬进去了。我想也许是这个理儿，但是，对于教育实验的操劳，应该是最大的理儿。从合肥实验学校这几十年的发展，然后扩大到合肥市各校，再扩大到全省各地，甚至是新疆克拉玛依地区的学校。这需要费多大的心力啊，且基本上都是他个人的感召力和努力，没有行政上的推动。

我这次见到何先生，看见他炯炯有神的眼睛中，少了一些温暖和笑意，挺直的身板缺少了往日的力度，勾着腰在厨房的柜子里拿苹果给我和宇燕吃。见这一幕，我心头一紧。

曾记得，若干年前何先生读杜威的《民主主义教育》，那时的我也在啃此书，但终因为自己的积淀不够，未能读完。何先生不仅是读完，而是自此之后，著书几卷。《何炳章文选》出版第五卷了。

曾记得，何先生给全区校长们做报告时，强调校长老师们要多读书，坚持读书。他说，在别人不能坚持读书的时候，坚持读书；在自己不能坚持读书的时候，坚持读书。他还说，如果夜晚因为工作应酬回家很晚了，也要在临睡时拿着书样一下子，总算是读书了。

曾记得，何先生在听课的时候，总是悄悄地提前来到教室，他说不打扰校长。何先生听课时，从不带着茶杯进教室，也不允许一同听课的人带着茶杯。有一次，主办方没有在意，何先生便悄悄地让大家把一溜排的一次性茶杯收进桌肚里。他，是为着孩子。他说：孩子们在上课，我们不能在他们的面前喝水。他坚守着：为孩子烧一辈子的心香。

可今天，他病了。他是教育人的精神领袖，他是教育人的理想信念，他是教育人的良师益友。

有一次，我和何先生谈到写作时，何先生说，文章需要"捂"一下再可以拿出来，"捂一捂"，再修改，这样的文章从语言到思想内容才可完善。

他跟我说，他有太多的文章没有时间写下来。今日，习惯于写作的我，才能理解，文章是一瞬间的灵感出现，如果没有时间付诸于笔端，就会随着时间的流逝而消失。有一段时间，何先生被失眠困扰，主要原因是写作所致。白天的大量用脑，过度兴奋，脑神经夜晚也不能安宁下来。

"知我者，谓我何忧？不知我者，谓我何求？"

这是何炳章先生文选扉页上的一句话。我是知，也是不知。知道何先生为了孩子们寻找到一种科学本真的成长方式，自育自学；知道何先生为校长们办学找到了一种简单高效的模式——"七个子课题实验"；知道何先生为广大教师们的专业成长找到了最根本的方法，读书、写作、思考课堂。不知道何先生为什么有这么高的教育热情，七十岁的他，能站着在课堂后面听一节课；七十岁的他，能旅途颠簸来到安徽偏远的地方指导教育实验；七十岁的他，能够仔细阅读实验教师的教案设计，并字斟句酌批阅修改。

今天来到何先生家里，待我和宇燕吃上水果和干果之后。何先生首先问的是庐阳区的"自育自学"实验开展如何了，我心中五味杂陈，然后问宇燕校长学校实验开展是否正常。他仍然挂念着"自育自学"实验。其实，"自育自学"实验的精髓已经融入了庐阳教育的骨髓，老师们在课堂上自然而然地将小组合作和学生自主学习得以应用。校长们也是能将"全人"的教育理念融入在学校的办学行为中。

何先生的夫人，也是我的师范老师许俊真女士说。何先生在春节期间，肺部感染严重，整个年都在医院里度过，可是春节过后，身体稍微恢复，他就前往合肥老年大学开办工会。何先生，离不开教育，教育是他生命。

看着这样的情形，我虽为晚辈，却也按捺不住了。

"养花重在养根，养鱼重在养水，养人重在养心哪！何主任，您在身体欠佳的情况下，必须放下挂心的实验，让心安静、安宁，才可渐复原气。"

接下来，我提议何先生是不是读读佛教的经书，慢慢地放下一些牵挂，同时也可以学习打坐冥想，让身心灵合一。我也将近期所读的林语堂先生著作的《苏东坡传》推荐给何先生，在苏东坡被发配到最荒蛮的岭南地区时，缺衣少食，居无定所，但东坡的瑜伽术练习给了他生命得以为继下去的一些精气神。

看着何先生那双明亮的眼睛中，有着渴求，有着茫然。是的，一直孜孜于教育哲学的何先生，他哪里有时间和心思去阅读和思考道家和佛教里的养生之术呢。

春日尚好，阳光灿灿。何先生家的客厅窗户处，大片阳光流入室内，这阳气的升发会驱走先生身上的病魔，给先生注入自然的生力。何先生，没有什么不能战胜的。

2017 年 3 月 16 日

我的老师彭君华

彭君华，我读师范时《文选与写作》课的老师。高高的个子，脸上棱角分明。其实彭老师做人也是如此磊落分明的，相由心生么。彭老师不多言语，满腹经纶，彬彬有礼，似老夫子。

出生肥西三河，贫苦如那个时代所有的孩子一样，只是他聪明、刻苦、沉静，后来考上安徽师范大学，毕业后来合肥师范学校，教我们文选课。待我们毕业那年，彭老师又考取了四川大学文献学专业的研究生。老夫子，就更加老夫子了。

读师范时，彭老师比我们大不了几岁，可他就一副老夫子模样。不苟言笑，惜语如金。走起路来，平视远方，目光如炬。

教我们古文时，"之乎者也"的句子，彭老师读得最有味道。加之他不苟言笑，一副私塾的老夫子派头，虽然他没穿长衫，似乎他就是穿着长衫的老先生。

彭老师的粉笔字写得很漂亮，回想他板书时的字体，那可是有功夫的，笔笔有力。书写时，常常是写断了粉笔。那笔画似乎不是写在黑板上，而是刻上去的。每次彭老师上完课后，我们擦黑板时，黑板上的笔画轻易都是擦不去的，痕迹很深呢。同学们喜欢拿着粉笔，在没擦去的痕迹上一笔一画地描着。

有个女同学许舒平，一直悄悄地模仿彭老师的书写，钢笔字写得越来越漂亮。她的字也如彭老师的字一样，结构匀称，笔画舒展有力。有一日，同学们豁然开朗，原来许舒平的字写得这么漂亮，是因为每天上文选课时，悄悄模仿彭老师的啊。彭老师听了，不答也不语。

记得彭老师的毛笔字也是大气磅礴。在他小小的蜗居，"斯陋室"的墙壁上，挂着一幅他的书作"大鹏展翅"，写得意气风发，墨色凝重，笔画有骨力，整幅作品有飞扬之势。这很符合当时的彭老师，也符合当时的我们，彭老师20岁出头，我们将近20岁。

但，彭老师从未跟我们显摆过，更没有在课堂上大谈特谈如何写好字。

如今，三十多年过去了，彭老师仍然是一副老夫子的模样，不多言语，一身静气。

人多的场合下，你一言，我一语，大家说得不亦乐乎时，彭老师总是静静地听着，时有微微点头。即便是有人问起彭老师来，他也只是浅浅一笑，只言片语。仗着是他的学生，我有时在他面前肆无忌惮，胡言乱语一番。

聚会的时候，我在众同学面前，喊彭老师为"妹夫"，这一喊，把大家逗乐了，也让一向缄默的彭老师咧开大嘴"呵呵"地笑了一下。

就是这位老夫子，将我们那位字写得漂亮的女同学许舒平娶回家了。我和许舒平同为长丰人，同年出生，不清楚生日，感觉比她大月份。

每次同学聚会，都要品味一下"妹妹和妹夫"的故事，分享一点师生恋的甜蜜美好。其实，还有另一层心理因素，大家都好奇彭老师那么老夫子，不苟言笑，怎么将我们班最有才的女同学许舒平追到手的，同学们给许舒平起的外号是"才高八斗"。

现在想想，应该是彼此的才气成就了他们。

他爱才，她也爱才。才子向才女走来，才女向才子走去。

我们每次都挖他们俩的恋爱故事，但任凭你们翻天覆地，彭老师总是不多言语，呵呵一笑，静心一旁。

当然，彭老师的缄默和静气，最主要还是因他的学识渊博，学问深厚，谦逊有礼。

我们两家离得很近，时常相聚。我先生常说："彭老师是我遇到的真君子，总是谦逊儒雅，彬彬有礼！"

彭老师要么不说，一说总是言之有据，言之有理。他会从很多古书中引经据典，表明观点。生活中，每个季节适合吃什么食物，每天吃多少种食物为好，彭老师都能一一道来。他阅读古书，根据人体经络创作了一套适合自己身体的经络穴位操，每天坚持。难怪彭老师几十年的身体几乎没什么变化，矍铄、精神。走起路来，一如以前，脚步有力，平视远方，目光如炬。

偶然的机会中，我得知彭老师40多岁就被评为正教授，现在是高校职称评定委员会的专家。多次见面，我压根就没听到彭老师说过。只知道彭老师研究生毕业后，来到了安大，曾经在安大出版社任副总编辑，后来又去了安徽古籍整理研究办公室，任古籍办主任。

一次，我去彭老师家里，敲开门的一刹那，看见彭老师手中还拿着稿子。他随手递给我一看，我哪里看得懂，是一篇古文，没有题目，没有段落，没有标点。

彭老师说："我就是干这个的，将这样的古文加上标点，分清层次，有时再加上标题，便于现在人阅读。"

我有点好奇："这么多年了，古文是不是都整理得差不多了？"

"还多着呢！古籍有多种类别，每一类都还有大量的古文书籍没有整理出来。我每天静心阅读，读懂每一个字，每一句话，读懂整篇文章的意思，然后才可以断句，加上句读，形成现在供大家阅读的古文。"

我突然明白，这么多年，我每天都在读书，但是离彭老师仍然是越来越远。原来彭老师读得是人类的精华，古文经典，而我每天重复的是小学生教材，语文课本。这也让我更坚信了在小学段的教育中，要着力提倡让小学生读背传统经典。

彭老师读最原始的古文书籍，逐字逐句。这使我想起彭老师喜欢吃鱼。

他自小在三河边长大，尤为喜欢吃鱼。我们曾一起去巢湖边吃鱼虾，彭老师看到盘子里的鱼时，露出他鲜有的喜悦表情。彭老师吃鱼，先是挑起一块，轻入口中，再慢条斯理地吐出那根根干净的鱼刺，最后整条鱼骨清爽漂亮地卧在盘中。彭老师读古文书籍时，是不是就是这样细嚼慢咽，滋味满满。

他即便这样喜欢吃鱼，吃鱼的时候，还不忘和我先生客气一番。

先生说："彭老师，你吃鱼！"

彭老师说："广泉，你吃鱼！你吃鱼！"

等我们都不吃了，他才将鱼吃完。

先生回家后再一次感慨地说："彭老师真是一位君子啊！"

可不是呢，彭老师，在我们读师范的时候，他的名字为彭俊华，记不清何故后来改为彭君华了。这一改，岂不是应了我先生常说的那句话：彭老师是一位真君子。

2015 年，我准备出两本随笔集。初稿出来后，想请彭老师给予指导一下。我欣欣然地将两本书稿的纸质版送到彭老师家里，心里想着彭老师一定也很高兴呢，学生也出书啦。两周以后，彭老师让我去拿书稿，打开的一刹那，我很惊讶，继而汗颜。

散文集《原风景》和教育随笔《迷恋成长》每一页都被老师做了修改，有一些句子的顺序被调整了，有一些词语不恰当被调换了，还有一些标点错误被改过来了，整本书每一页都有修改符号。

彭老师看着我一脸的窘样，呵呵地笑了两声，没有说什么。临走交代我："回去看看，有不清楚的地方再电话联系，文字是个无底洞啊！"

回去的路上，我拎着两本改过的书稿，觉得很沉。送给彭老师审读之前，我都改过了啊！怎么还有这么多低级错误，我原来有那么多的不自知啊。

想到三十年前在师范读二年级时，彭老师让我们写文章，发表在刊物《南亩》上。薄薄油印的小册子，我还在上面发表了一篇短文，大意是写冬天到了，鸡冠花枯萎，并由此而发的感慨。多年以后，回想时，总觉得是为赋新词强说愁，多么青涩。可三十年后，我在彭老师面前，仍然如当年的那个文字新手啊。

文字是个无底洞啊！彭老师轻易不说，他是将他几十年老编辑的功夫说出来，他也是用他的静气练就了几十年的文字功夫。

彭君华，我一辈子的老师。他是一位真君子，缄默、静气、儒雅、谦逊。

2019 年 3 月 4 日

许辉老师

许辉老师，每次见都是亲切温和。

他，每每说起话时，轻声慢语，言简意赅。即便是在一些大型活动中发言，也是简短而温和的几句话，但极富意味。

一次是在华润桃源里，某作家的新书发布会上，记不清许辉老师当时说些什么了，但觉得许辉老师的话语简单朴实，暖心而富深意。我还沉浸其中时，许辉老师的发言截然而止了，这是怎样的言有尽而意无穷。

还有一次，去年参加黄山书社的书展时，许辉老师的有系列新书发布。他作为主场人物发言，也是那么谦逊、低调、温和。其实，许辉老师的那一套系列丛书《淮河读本》《河西走廊的散步》《生活的船》《涡河边的老子》等，可谓是光芒四射，可许辉老师将这光芒内收，一如月的清辉。

我和好朋友蓝叶子说，一看见许辉老师，我就会想到"谦谦君子，温润如玉"这样的描述。许辉老师真的是"谦谦君子，温润如玉"。

在读《生活的船》一书时，感受到许辉老师也如我们一样生活，只是许辉老师将普通的日子活出了诸多的滋味。他的笔下有自然万物，别有洞天；有琐碎生活，滋味满满；有山川大地，风光旖旎；有内心独白，真诚好玩。

有一段时日，每晚睡觉前，捧起许辉老师《生活的船》一书，我就会乘上这艘船，游历一番，白日的烦心和躁动也随之而去。

夜晚靠在床头上，一盏橙光的灯，一本贴近心灵的书，夜晚也将随之变得温馨可人。

阅读《河西走廊的散步》一书，感受到了许辉老师对于大地的热爱，对于农民的深情，对于麦子的情有独钟。

这使我想起去年麦收季节，许辉老师带着一群作家朋友们来到了长丰县庞书坊。一入田野,看见了大片金黄的麦田,许辉和董静老师(董静,许辉老师的夫人)是那么的兴奋、欣喜,大家随着许辉老师一起来到麦田边,眺望着远处的金黄,深嗅面前熟热的麦香。大呼小叫中,大家纷纷拿起手机、相机拍照,为了拍出感觉,作家们也不怕麦芒尖尖,走入麦田中,摆出千姿百态来。许辉老师也是一脸乐呵,跟着大家,毫不犹豫地也走入麦地,拍出了一张经典照片。

那张照片上,许辉和董静老师手拿麦穗,笑意盈盈,一脸灿烂,大片的麦子也是金黄灿灿。

许辉老师说他喜欢麦子,能在不同时间段细细地观察麦子的每一部分。他有本书《和地球上的小麦单独在一起》,我没有读过,但可想象其中的丰富和美好。

许辉老师如此钟爱麦子,不如说他钟爱自然,钟爱万物,钟爱大地,钟爱人类。麦子的金黄是农民汗水的凝结,麦子的金黄也是丰收给予农民的慰藉,这种情感也只有农民和懂农民的人才能深深体悟。

我是一位农民的后代,对于麦子有着同样的深情,我将成熟的麦穗作为装饰品摆在家里,只要一瞥见这束麦穗,我的心就会温暖而富足。有饭吃了,曾经是几千年来中国农民最幸福的事情。

昨天,在"三人行"书屋,大皖新闻客户端"徽派"频道举办的"一个淮北佬的文学与人生"读书沙龙。这个淮北佬,就是许辉老师,他在沙龙中畅谈文学人生。

许辉老师说他在高中毕业以后,面对着大地思考了这样的问题:人的一生该怎样过?他想到了两点:一是要做一番事情,把自己喜欢做的事情做好;二是要享受人生,享受人生的所有美好。

许辉老师接下来的人生,真的也就是这么一路走来,这是一种怎样的智慧,莫非有什么高人在暗中指点,或许有什么神灵在冥冥相助?

细想一下,也能理解了。做好事和享受人生是那么真实与和谐,做好事是付出、是努力;享受人生是回报、是收获。也许这样,才会使得人生得以平衡,也只有这样,人的生命力才会旺盛。回过头来看,许辉老师大作频出,摘得多项文学大奖,也是自然的事了。

许辉老师有长篇小说、中短篇小说数部,有散文随笔集多本。作品获上海文学奖、《萌芽》文学奖、安徽文学奖等。现任安徽省作家协会主席、安徽省文联副主席，茅盾文学奖评委。

接下来，许辉老师说了三个故事，这三个故事，打开了他文学人生的大门。第一个故事是高中毕业后主动下放到淮北农村泗县去，感受淮北大地上农民的生活。农民的凄苦命运和质朴热情，深深地震撼了许辉老师，以至于在许辉老师的作品里经常可以读到他对于农村和农民的深切关怀和殷殷的挂牵。第二个故事是在采风时，从县城搭车到农村去的曲折经历，让许辉老师感受到了农民真苦，农村真穷。这也是许辉老师的慈悲心，他要用笔去描绘、描述和抒发对皖北大地的爱。第三个故事是许辉老师乘船看见一对母女在艰苦年代的温情故事，对于生活的热爱，对于美的追求，这是一种人性的光辉。我在许辉老师的著作中，时时可以感受到这种理性的色彩，人性的光芒。

当许辉老师说到自己的喜好是出行和步行时。我想，出行和步行让许辉老师观察这个大千世界，感受自然和人类的一切，更是许辉老师坚守自己信念的一种方式吧。创作需要素材，创作更需要沉静下来思考，而独自的出行或者独自的步行，是特别有助于思考。人思考力最强的时候，一个是躺在床上，尤其是清晨躺在床上时；另一个是独自步行时，迈动双腿，思考力更强，灵感往往是汩汩而出。

合肥姐妹群里的好朋友蓝叶子说，许辉老师潜心创作时，将自己独自一人关在巢湖碧桂园，只带上一些简单的生活必需品，关上手机，和外界断绝联系，专心创作。静能生慧，静而后能得。

这使我想起台湾作家龙应台在创作《大江大海》一书时，就是独自一人住在香港，用时一年而完成。

许辉老师，谦谦君子，温润如玉。他的文学人生给了我们诸多启示，关于创作，关于做人和做事。

2017 年 6 月 4 日

儒商刘守国

刘守国，一位儒商，谈吐不俗，温文尔雅。

他，很精干，一身精致的装束，让人很容易联想到上海人。的确，刘守国先生是国内几家生物制药、医疗器械、生物工程等公司的董事、总经理。同时，兼任中国医药行业协会副会长，上海安徽商会的副会长，上海六安商会会长等职务。刘守国，安徽六安人。

认识刘总（下文皆以此称呼），是因为他的一双儿女。十年前，他的妻子和一双儿女，都住在合肥北一环附近的柏景湾小区里。

那年，他的女儿储鑫淼想上长江路第二小学的双语班，委托蜀山区小语教研员李郁珍老师找到我。那时长二小的双语班是合肥市最好的双语班，我是分管教学的副校长，带领双语班的老师们常去上海、广州取经。每天傍晚下班后，我把孩子放在学校，还带着双语班的老师们再去跟外教学英语。

储鑫淼，坐在双语班的第一排，一双大而黑的眼睛紧紧地看着我，我正在给他们班上一节阅读课。那双眼睛很特别，有些深邃，这不同于班上其他小朋友的眼睛。这双眼和她的爸爸有点像，储鑫淼后来在长二小的成绩一直非常好，尤其是英语。

自此，刘总时常来到长二小，不仅谈他的女儿，更多谈及的是教育。

他对教育关心而又担心。他常常谈及，如何培养孩子一个良好的习惯，如何让孩子有责任心，如何激发孩子内在的动力，成长为一位能自食其力的现代人，能有社会担当，以天下为己任。并就长二小的发展也提出他独到而深刻的见解，长二小的心理健康教育和双语教学在全市领先，如何能在这两个方面做得系统而深入，可以和上海、广州等双语学校，就师资、教材、教法等方面深入交流合作。

这，好像不是一个企业家思考的问题，但刘总的确思考了教育家思考的问题。

有一次，刘总回肥，来到柏景湾小学（此时，长二小已经整体搬迁至北一环，名为柏景湾小学），沿着一年级的走廊，看看两个双语班的教室布置。每个双语班的教室里都有电脑和大屏幕电视，十年前，这配置可是一流的了。双语班的小朋友们，开心地围在电脑屏幕前蹦跳着，说笑着。

我跟刘总介绍双语班的情况。其他三个普通班没有这样的多媒体教学设备，双语班配备是为了英语教学时的方便。有一天，其他三个普通班的小朋友问我：

"老师，为什么我们班里没有电脑啊？"

当时，他们都踮起脚尖扒在双语班的窗台上，伸着头往里看。我被问住了。

没过几天，刘总用手提袋装了8万元送到长二小，让我交给时任一把手校长的王平，给三个普通班的孩子们配上电脑和大屏幕电视。

我当时很激动，为那三个普通班一百多位孩子们激动。

刘总，谈的是国家、民族、社会，他有时也谈些家常话。记得有一次谈及他的一双儿女时，刘总说希望他的孩子做一个健康而快乐的人，不希望孩子将来如何出人头地。我似乎不是太明白，他事业做得这么大，不希望孩子像他那样？

就在储鑫淼上小学三年级的时候，刘总将他的儿子也送到了柏景湾小学。储鑫志，一位调皮而又可爱的男孩，一幅阳光而又机灵的模样。

刘总，老家在六安，曾经是一位经历过贫苦而又艰辛求学的少年，1993年毕业于安徽医科大学临床医学系，毕业留校工作，两年后下海创业。他说每年都要去看望他小时候的班主任老师，老师是他成长中的贵人。

每次一说到老师，我的热情就会被点燃。就在刘总的女儿储鑫淼上了长二小双语班后，我的工作就调整到庐阳区教体局教研室工作了。我以在长二小培养年轻教师的热情来培养全区的小学语文教师，组织了区"名优共同体"100多人，开展读书沙龙，写随笔等提升专业素养的活动。

我每年给"名优共同体"的老师们选送一批书，和老师们共读书，并定期开展读书沙龙。刘总一如既往地支持，书籍全由他的公司捐赠，那年我和

"名优"们读了：李开复的《世界因你不同》，龙应台的《目送》，蒙台梭利的《儿童的秘密》，季羡林的《留德十年》等书籍。

刘总还在百忙中参加我们"名优共同体"的活动，和老师们一起讨论读书、谈论教育，活动结束时，赠书、聚餐。

有一次场面盛大，将近十桌，大家喝酒，畅谈教育，个个激情昂扬，刘总也是一脸的兴奋。那时，感觉他倒像是一位校长，来往于名优教师中。

一位上市企业的董事长，管理着三个城市的分公司的老总，能有这样心思和精力投身于教育行业中，让人不可思议。

不仅如此，有一次春节聚会时，刘总和我还有我的伙伴，提议成立安徽教育慈善基金会事宜，注册 300 万，每年用来资助教育。我以极大的热情投入此事的筹备当中，当时因陪伴爱人康复，不小心脚踝骨裂，便拄着拐杖和刘总公司的办事人员前往省教育厅。

一切都将办妥，最后在管理细则环节上，双方没有协调好，可惜未果。

但，刘总每年仍以不同形式资助教育，我所知道的有，给合肥一中，给何炳章先生主持的自育自学实验，给庐阳区的新庄小学等办学机构以不同形式的资助。

刘总，常说的一句话是：企业家要回报社会，回报教育是一种形式；人要常怀感恩之心，记住恩师是最起码的一点。

刘守国，当今，一位真正的儒商。

2019 年 2 月 4 日

斗酒诗篇孙绪伦

听黄书权老师说，孙总的酒量惊人，尤其是喝酒时的炸曲子，更惊人。孙总的文学修养极高，天资聪颖，记忆过人，才华横溢，可谓大家。这么一说，我有些期待。

初见孙总，是在今年夏初的夜晚，文联大院附近的饭桌上。

高高的个子，敏锐的目光，端坐上方，不多言语。当诸位全都落座后，孙总开始逐一介绍各位来宾。

十位客人，逐个介绍姓甚名谁，职业爱好。把每位客人的个性特点也自然融入其中，言简意赅，不乏幽默，一字不多，一字不少。只乐得诸位个个喜笑颜开，掌声不断。孙总果然记忆力惊人、才华横溢，就连第一次见面的我的姓名、单位、职业、爱好都记得那么清楚。

孙总，大名孙绪伦，今年68岁。

这样的介绍客人，有着文学的意味，还有着诗意的流淌，半年快过去了，我还记得那晚的圆桌，那晚的灯光，每一位的姓名职业爱好，甚至每一位的盈盈笑脸。

席间，企业家王总还在讲述多年前的文学梦：

我喜欢文学，一直给《清明》杂志社投稿，但往往回复都是"谢谢投稿！"，一日在一位朋友的带领下前去拜访孙总，战战兢兢来到了孙总的办公室，孙总正在埋头审稿。我们来到跟前和他打招呼，他却连头都没抬，朝边上挥挥手说："我知道了。"孙总，愣是看都没看我一眼哪！

众人听罢，皆笑。孙总站起来，端起盛酒器，满满的足有二两，然后朝王总说：

"咱们干了，就为那一眼！"

一旁的黄书权老师有些担心地望着孙总，就在此时，孙总端起满满的盛酒器，一仰脖子，一饮而尽，这哪里是喝，简直就是倒下去的。一种不动声色的豪迈，一种不需言语的深沉。

那晚，我得到了孙总的一本签名书：《走出斜阳》。

孙总，孙绪伦。安徽文史馆馆员，《清明》杂志社原副主编，《艺术界》原主编。他在《走出斜阳》的扉页上这样写着：

"天子重英豪，文章教尔曹。万般皆下品，唯有读书高。"

孙总一字一字地写，正如他说话时，字字清晰有力。孙总一笔一笔地写，正如他说话时的滴水不漏。

又一日，秋阳高照，我和王菊邀请了孙总、黄书权老师及诸位大家来老家庞书坊，赏秋。

《艺术界》原主编，孙绪伦；安徽省文联副主席、省民俗学会主席，张甦；收藏家，崔真；书法家，黄书权；企业家，王进田。

一到庞书坊，他们便被田野之风吹醉了，犹如孩童般跑向庄稼地，踏入荒草丛。张甦主席直奔田间地头正在起山芋的老农，二话不说预买了100斤白心山芋，直把那农妇高兴得忙了一个中午头。

孙总及黄老师一行来到屋内，定定的身影，定定的目光，审视里有着欣赏，欣赏里有着欢愉。孙总看到黄书权老师的书法大作，赞不绝口，气韵生动，流畅自如。走到二楼的过道时，我介绍了墙壁上的一幅虾作，是我父亲若干年前所画。孙总看了一会儿说：

"这幅仿白石的虾，画得还是死了一些。"

我一直以父亲的虾作而自豪，孙总这么一说，不由得换个角度再次审视。

如果我父亲还健在的话，他一定会和孙总理论一番的。

过道边的圆桌上，有一本书《怎样读懂一幅画》，孙总见了说：

"我才从书店买回这书，你也在看吗？"

我点点头，思绪还沉浸在孙总评说父亲的画作里。

走入我的小书房，孙总翻阅着我小书柜上的书，从龙应台的作品到南怀瑾的作品，从教育类到文学类。其实，我的阅读只能算是小儿科，藏书量也几乎没有。今天也幸得孙总再送我三本书。

《中国世界图腾文化》《北大精神》《微说北大》，他并在书的扉页上分别写上："图腾就人类不同种群人心中永远的神。北大精神即中国仁人的精神。微说北大就是北大群英的世说新语。"

另外在《微说北大》的扉页上，还附上朱敦儒的《西江月》：

世事短如春梦，人情薄似秋云，不须计较苦劳心，万事原来有命。
幸遇三杯酒好，况逢一朵花新，片时欢笑且相亲，明日阴晴未定。

孙总叮嘱我，中午吃饭时，他将在席间朗诵，如果记不得词，让我提醒他。其实，我哪里能提醒他，我脑海中压根就没储存过朱敦儒的《西江月》。

午餐时候，满桌皆是当地土菜。土鸡、土鸭、土黄鳝，有门口大水塘里的虾和鱼，还有屋后蔬菜地里的茄子、辣椒、韭菜、丝瓜等。黄老师之前说过，中午不能让诸位喝多，特别是不让孙总再炸罍子了，毕竟是年近七旬的人了。

60度的泰山原浆，也没有"辣"到诸位，我是不会喝酒的，自然也无法控制酒场。当大弟媳炒好最后一盘菜时，我便向她逐一介绍今天的嘉宾，刚刚开始介绍这位是孙总时，大弟媳便端起杯子吆喝着敬酒，那边的孙总不紧不慢地站起，也端起刚刚斟满的60度老酒。我们面面相觑，不知如何是好。

就在犹豫间，孙总又是一仰脖子，一干而尽。这边的大弟媳，本是性情中人，自然不在话下，也是一饮而尽。

接下来，桌面就开始乱了。眼看着5斤装的60度的泰山原浆大半已去，黄书权老师有些坐不住了，我也不管那么多了，夺过大弟媳手中的大酒瓶，藏了起来。

匆匆上饭，强行中断酒场。

突然想起，孙总席间准备朗诵的《西江月》给忘了。

下午游览吴山镇的名胜古迹，回望历史上吴王和百花公主的一幕幕，自然晚间得吃贡鹅了。

吴山镇上的交通饭店，有着二十几年的历史，在王菊老师的精心安排下，一起品鉴贡鹅席。今日的吴山镇，正在打造美丽乡镇。

这不，交通饭店的主人王志文正在构思改建饭店的外观门头，对于店名及店面的对联还没有着落。今晚，文人荟萃，恰是时候。

崔真老师思路很快，店名及三幅对子立即流淌出来。

店名：老店贡鹅，或贡鹅老店。

对联：迎四方宾客，品吴王贡鹅。或：宾至如归，百吃不厌。

崔总说完，众人不语，都在构思呢。三杯两盏下肚，上座的孙总一幅对子又诞生了：

> 鹅，鹅，鹅，越叫越响，
>
> 你，你，你，且看且留。

有新意，脑海里立即出现了画面，那成群欢叫的白鹅，那满心期待的食客。自然，王志文和王菊及众人又是免不了敬孙总的酒，我和黄老师有些担心。

一直含而不露的张甦主席，也是静水流深。一幅好对子又完美出炉：

> 贡鹅美味万口誉赞，
>
> 吴王佳肴千载流传。

严对不易，巧对须灵。文人有了美酒，就有了诗篇。

一场诗与酒的相会，我想起孙总中午未来得及朗诵的《西江月》。今晚，"西江月"终于"升"起了。顿时，满屋子的月光，满屋子的诗意。

孙总，果然是酒量惊人，才华横溢。如黄书权老师所说。

2018 年 10 月 18 日

笔开胜境黄书权

黄书权老师工作室的墙壁上，挂着一幅自创书法作品"笔开胜境"。

草书而成，酣畅淋漓，气韵生动，可谓意蕴不尽。的确，黄老师的书法作品，大开大合，意气风发，每每他笔墨挥就时，一切意象，廓然而来……

这，岂不就是"笔开胜境"？

很久前，就认识黄书权老师。那时他是《红蜻蜓》《青苹果》杂志的主编，我偶有投稿。一次聚会时，我的同事王勇主任说："黄老师的书法很好，你何不向黄老师求幅字？"这一求，我有了黄书权老师的书法作品，也有了跟黄老师学习书法的更多机会。

而今，黄老师已退休，在一家书法培训学校授课。我将爱好书法的侄女杨逸婵，送去跟黄老师学书法，侄女很有幸，书法老师的起点这么高。取法乎上，得乎其中啊！

黄老师的书作，每看每舒服，如谦谦君子，温润如玉。

一六八玫瑰园学校的三个教学楼匾额"厚德""致知""正心"就是黄老师书写，厚重、俊雅，圆融、谦和；大蜀山脚下的半边街上，安徽名人馆的廊柱上，有一副盈联"合则留不合则去，肥吾民勿肥吾身"也是他书写，周边还有安徽省著名书法家吴雪、陈建国等书写的楹联。

黄书权老师出道很早。他曾是安徽省青年书法家协会和安徽省硬笔书法家协会创建人之一，只是黄书权老师从不宣传自己而已。一位朋友建议黄老师策划一次书法作品展，黄老师说："还早呢！至少五年以后。"

这"笔开胜境"，是做人做学问的一种谦逊和内敛啊。

每每在笔会时，看黄老师创作都是一种享受。

他神情专注，倾精、气、神于笔端，笔笔恰到好处，笔笔有神助。有时，能感受到一种气韵在笔端游走，气贯全篇；有时，觉得那书法作品如自然界的尤物，生命力满纸跃动；他总是那样表现自如，心手双畅！

一次，有所学校邀请黄老师去书写，可能是时间紧促，"一得阁"的墨汁买假了。黄老师直说："没事、没事，可能墨色要稍差一些，不要紧的。"一边的办事人员稍舒了一口气，其实墨色还是很影响书写质量的，黄老师是替别人想。很不凑巧，纸张又小了一些，黄老师又说："没事、没事！"说着，将两张纸连起来进行创作。这连外行都知道的，纸张不理想会影响书法家创作时的表现力，也影响整幅字的效果，黄老师还是在给办事人员台阶下。

很快，大家都沉浸在黄老师肆意挥洒的泼墨书写中，被那气韵流畅、美轮美奂的书法作品陶醉了！

这"笔开胜境"，是做人做事的一种胸怀和气度呢。

总有这样的情景，笔会时黄老师一边酣畅淋漓地书写，一边凝神静思书写的内容，反复斟酌什么样的词句适合谁，适合挂什么地方，然后把内涵和意蕴付诸笔端，可谓书之者尽心，得之者满意，皆大欢喜！

黄老师于80年代初毕业于安徽师范大学中文系，有着深厚的文学功底。上学时，师从当今国内著名学者、书法家曹宝麟先生，并在大学期间书法作品即有获奖。工作后曾先后写过近二十种字帖出版。这些，从未听他说过。他总是那样恬淡安然。他策划并主编了《钟敬文文集》《蒋孔阳全集》《历代临池墨宝荟萃》等，书法作品被宋庆龄故居陈列馆等多家单位收藏，并多次在日本、韩国展出。和启功、冯其庸、周汝昌、沈鹏等名家都有笔墨往来。

出生于巢湖之滨黄麓镇的黄书权老师，自小受到水的氤氲和涵养。在他的书法创作中，可以领略到波澜壮阔的气势，一平如水的静谧；可以感受到烟波浩渺的诗意，夕阳晚照时的恢弘；可以看到，时如蛟龙出水般的壮观，时如小桥流水时的潺湲。

这"笔开胜境"，是一个人涵养、历练多年后的升华和境界吧。

黄书权老师，行楷、草书皆胜，真正是采得百花酿成蜜。

古人说，入帖难，出帖更难。黄老师是在多年临帖的基础上，已经将各家的真经融在了血液里了，独创出自己的一种风格。他深研米芾、怀素、黄庭坚的创作风格和精髓，并又在创作时，抛去名家的外壳，深得其蕴，将自己内在精神和文化素养，用笔墨表达出来，才会有这笔墨世界的自然和独到。

正如周玉冰老师所说：黄老师的楷书法度严谨，格调古雅。草书则是满纸盘旋，内气充盈，洋溢着浓郁的诗情画意。

是的，黄书权老师还是一位激情浪漫的书法家。

酒桌上，看见60岁开外的黄老师，高兴时，和朋友端起大杯炸罍子。那豪情、爽朗、义气，全在一个字上——炸！一如黄老师在书法创作正酣时的酣畅淋漓，一气呵成，一瞬即成，一挥而就！

渐入佳境后，黄老师将手机打开，播放一首他喜欢的歌曲，请大家一起欣赏。静静地，只有嘹亮悠扬的歌声在四周流淌，橙色的灯光下，每个人的面容和美、沉醉……只见黄老师站起来，不说一字，一仰脖子，将一大杯酒一饮而尽。这时，大家才缓过神来，报以掌声和啧啧声。无人陪醉时，一人独饮，这是一种孤独求败啊。

也许，这将会是黄老师日后的书法境界。安徽文史研究馆馆员、《艺术界》的主编、作家、文艺评论家孙绪伦也多次说："书权，书权，书法界中有话语权！"

这"笔开胜境"，当是董其昌所说"妙在能合，神在能离"，也是一个人"出走半生，归来仍是少年"的初心吧。

笔开胜境，书家黄书权。

2019 年 3 月 4 日

茶师王影

王影，典型的北方人，身材有些高大。可她说起话来，却不急不躁，小口轻启，轻声慢语，倒是应了她茶人的身份。她喜欢着麻棉衣衫，极契合她茶人的气质。

我特别喜欢看王影泡茶。

她端坐桌前，静等水开，拿壶拿杯，一一放好。再轻拨适量茶叶置于茶荷之中，和你一起细看品析。同时，王影会给你解读此款茶的年份，压制茶饼是今年，可茶叶是前三年的，你随即明白，今天所喝的茶其实是2014年就开始自然发酵了。喝的是茶，品的是岁月。

王影的泡茶功夫不是一般。

茶客们都说同样的茶在她手中泡出来就好喝，我也仔细观察琢磨过。每每她都是在不紧不慢、不疾不徐中开始泡茶。

从认识茶形，了解茶叶的历史，到汤壶洗杯，你全心跟着她的每一个动作，直到茶叶在开水的冲泡中，香气四散。王影又将洗茶的水烫杯洗杯，再让你将杯中的水倒净闻香。闻香不能急，待杯子稍微冷却之后，香味更加馥郁，你会深深地陶醉在茶香之中。

此时，茶水仍在王影的手中酝酿，王影将适当温度的水冲进壶中，待水满将溢时，壶盖盖上，茶水沿着壶口溢下，壶身溢香，如出浴美人。

一番观赏之后，王影将茶汤倒入公道杯中，再逐一分杯，最后才将自己面前的杯子斟上。她缓缓地端起品茗杯，我们也相继品茗，一口轻啜，茶香四溢，浑身兴奋，茶香从口腔蹿入鼻腔，茶香同时也随着茶水流入喉咙，随着全身的血液流动，香气萦绕在全身了。而此时，满屋的茶香又将你整个人包围起来了。

王影此时会诱导你感悟茶。她说：

"喉咙回甘，舌苔生津，茶的丰富和层次都在细品中——再现……"好的茶师就是在这样的一次次品茶中，带你走入茶境。往往，王影将我们带进云南的苍山洱海，带进福建的武夷山脉，带进皖南祁门的氤氲连绵。

王影泡茶，还会不时地讲解每种茶的出处和制茶的工艺。

她会让你在喝钓鱼台大红袍的时候，顺便讲解乌龙茶的四大茶类。有台湾的乌龙茶，广东的凤凰单丛，闽南的铁观音，闽北的岩茶大红袍等。当我们喝普洱茶时，王影会告诉你生普和熟普的种类，不同的山头、不同的树种、不同的工艺制作出来的茶，滋味都不同。而山的高度，茶叶的嫩度，后期存放的不同，也是普洱滋味不同的原因。所以，普洱的丰富性有着无限的可能性。

每一次在喝普洱茶时，我都会随着王影全心感受，感受普洱茶的地域风情，气候变化，以及普洱茶的复杂多变。感受着普洱的岁月和经历，也即生命。

每每在王影的轻声细语中，我都会有翻越千山万水之感，走入漫山茶园之境，体味茶在岁月中静静涵养之变化。

"不同的茶，需不同的壶来泡。"

王影在泡茶时，轻描淡写地说道。每一款紫砂壶长期泡一种茶之后，这把壶便有了这款茶的香气和记忆。这是生普壶，这是熟普壶，这是红茶壶，这是乌龙茶铁观音壶，这是黑茶壶……

王影对于紫砂壶同样精通。

在她眼中，每款紫砂壶都是有生命的，每每泡茶时，王影都会用沸水冲洗壶，再拿茶巾轻擦壶身，紫砂壶逐渐滋润光亮起来，所以茶友们都喜欢将壶放在王影那里养着。

一开始，我不以为然。

觉得自己的壶还是自己泡茶来养，但看着王影养的壶，一个个都是那么光亮滋润，不免心动起来。也在王影的茶行里寄养了两把壶，于是常常向往着王影的茶行，如寄养了两个孩子似，牵挂在心，总想想去看看。

紫砂，梵音紫玉。

王影说起紫砂来，不亚于一位制壶大师。从各种泥料，什么大红袍、紫泥、底槽清、段泥、朱泥，到各种泥料制壶烧制时的温度，她都能一一道来。从壶的器形，什么曼生十八式、供春壶、光壶、花壶、筋纹器形，到壶的印章、铭文、绘画都能逐一品析。这个时候，王影似是一位紫砂艺术家，带你走入中国传统文化的浩瀚中。

如此茶境，谁能够不沉醉？

我常常是一去一个晚上，一待就是半天。有时竟忘却了何时何地，也忘却了自己，任茶香弥漫，茶心肆意，如庄周梦蝶，逍遥茶心。

王影，一位理工科的毕业生，做了茶之后，成了一位优秀的茶人。她将理性带入茶境中，又在茶境中将她的理性丰盈。

长久的浸泡，王影北方人的粗犷已被茶水洗去。如今的茶人王影，俨然是位端庄、秀美、涵养丰润的江南茶女子了。

2017 年 11 月 9 日

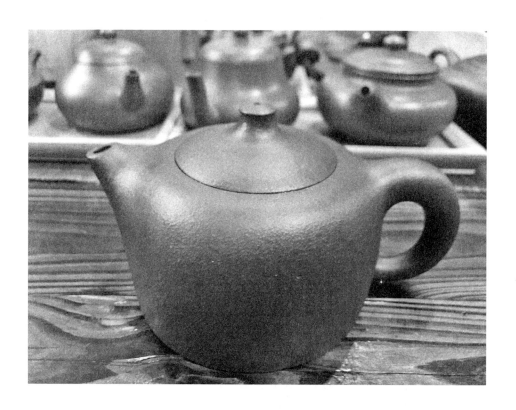

致我们终将消失的记忆

——从"长江路"到"和平路"

从 1986 年参加工作到 2006 年期间,我的人生就在长江路和和平路上穿行。来来回回,近 20 年。

来到长江路,算是一个偶然。

师范毕业分配工作时,来到了中市区教委。人事股的股长问我,你想去中市区的哪所学校呢?我不假思索地说:"我想去长江路上的长江路第二小学。"其实,我心里打着小算盘,长江路第二小学的门口就是公交车站——长江饭店。周末回老家的话,方便得很。乘上 1 路公交车来到长途汽车站,很快就可以回家啦!

还有一个事实是,我那时从农村老家来合肥上学,下了长途汽车,转乘 1 路公交车,每次公交车都会路过长江路上的长江路第二小学。实际上,我最熟悉的小学也就是长江路第二小学。

命运有时就在偶然间决定,偶然间其实也是有着必然。

这不,来到长江路第二小学后的一年,一位好心的老师给我介绍了男朋友,家住东门和平路的安纺宿舍。两年后,我便嫁到了和平路上的安纺去了。

从此,我经历了长江路和和平路的风风雨雨,也在风风雨雨中,穿行于长江路和和平路。

（一）

我是家里五个孩子中的老大,当我落户在合肥工作后,家里人时常从农村来合肥看我,这也许是家里人最愉快的事情。

有一次，接近年关，父母亲带着弟妹一起来合肥找我，想给弟妹们买件过年的新衣。从大东门乘上 1 路公交车，很快来到四牌楼。四牌楼是商业中心，四面八方的人涌到四牌楼，逛百货大楼、工农兵商店、青云楼。车子开门的一刹那，一窝人蜂拥而下，最小的弟弟也夹在人群中下了车。等我们发现小弟弟下车时，公交车已经开动了。瞬间，我们脸都变色了，心怦怦直跳，小弟弟才 5 岁啊。

忐忑间，车子很快到了下一站——长江饭店。

我和家人以最快的速度冲下 1 路公交车，慌张地在车站四周的人群中，寻找我的小弟弟。约摸几分钟的工夫，看见了从四牌楼方向飞奔而来的小弟弟，瘦小的身体上，哐啷着个肥大的外套，两只黑黑的大眼睛嵌在瘦小的脸颊上。他，看见我们的一刹那，双眼倏地闪现出一道亮光，他也是喜出望外了。

接下来，我们一家人去逛离长江路不远的城隍庙，城隍庙热闹非凡。

这边是"吃热的！吃热的！五分钱一包哪！"

那边是"年关大减价！跳楼大甩卖！"

……

各种呼喊声此起彼伏。

城隍庙的主街上，水泄不通，人挤人，人挨人。两边各色花衣高高地挑着，化纤的衣料随着风儿呼啦呼啦地东西南北飘。街两边的地摊上，各种小饰品琳琅满目，吸引着来自农村的弟妹们。还有后街那各种炒货，远远地散发着诱人的香味，烘糕、白切、麻饼、麻花等，见样还是要买上一些，让弟妹们尝尝合肥的特产。

每每这个时候，我会大把大把地花钱，虽然每个月也就五十多元的工资。但是我会让爸妈和弟妹们满载而归，看到他们大包小包地拎着走出热闹的城隍庙，我也是心满意足。

长江路上，有着太多的记忆。不仅是我，是那个时代所有人的记忆。

长江路，是合肥第一路。

（二）

　　成家以后，每天下班后，我都要乘上3路公交车，从长江路上的长江饭店乘车，回到远在和平路上安纺的家。

　　八九十年代，安纺是合肥著名的地方，那儿有上海的下放知青；那儿有毛主席当年视察合钢时路过的身影；那儿有大批的纺织工人，戴着白帽，穿着白色工作服，穿梭在轰鸣的机器间。谁是安纺工人，谁自然就拥有一份荣耀。

　　记得，我初中毕业没多久，听说初中时班上最漂亮的一位女同学从老家农村嫁到了合肥的安纺，丈夫是一位残疾人，让我们班上有想法的男同学懊恼了好久好久，以至于初中同学一聚会时，就会谈起这件事。

　　老家村子里的人们都知道这位漂亮的姑娘嫁到城里去了，羡慕啊！都说这位女同学变成城市人，吃上商品粮了。从此，可以白白净净地享清福了。

　　和平路上的安纺，就是这样的光鲜着。

　　每一天的日子，我都是从长江路到和平路，从和平路到长江路。

　　突然间，有一天，听说安纺要倒闭了，很多安纺工人面临着下岗。这不啻是一声惊雷，惊醒了被平凡日子麻木了的我们。这样的大厂，居然要面临停产，工人将面临下岗。

　　和平路上的安纺，有了些躁动。在和平路上，仍可以看见戴着白帽子，穿着白色工作服的工人们来来去去，但他们脸上神色凝重。路边的树荫下，三三两两的工人们聚集在一起，互相打探着最新消息。

　　"哪个车间先停产哪？"

　　"下岗后的待遇如何呢？"

　　"可以分流到哪里去啊？"

　　……

　　东门随着和平路上安纺的倒闭，相继停产的还有无线电二厂、拖拉机厂、手套厂、被单厂等等。那时，正逢中国经济调整时期。

　　不久，我们看到安纺老厂房的地方，推土机、挖掘机忙碌不停，听婆婆说，那儿将要盖合肥最大的一家超市——北京华联超市。婆婆是安纺幼儿园的一名老师，她时刻关注着安纺的动静。安纺没有了，代之而起的是北京华联超市，总算稍稍抚慰了一下安纺老职工们伤痛的心，婆婆说话时的腔调都有了明显的不同，透着一种劫后余生的感觉。

北京华联超市，果然不凡。

1999年开业后，全合肥的人都会赶到和平路上的北京华联超市。

商品丰富，从吃到穿，从大件到小件，从家用到工作所需，应有尽有。不同区域的分类，让你一眼就能看清，自己所要选择的商品。商品的摆放，也是让你能挑挑拣拣，不再受营业员的讥讽和白眼。遇到超市做活动时，还可以买上打折商品，或收到赠送的礼品等。人们在华联超市里，不亦乐乎。

东门的"定海神针"，由安纺变成北京华联超市，总算给合肥的东门又压了一个有分量的筹码。

（三）

我于2006年将家搬到了长江路上的三孝口。于是，从和平路上再次来到了长江路上。而长江路此时，也不是之前的长江路了。

似乎是一夜之间，三孝口变成了长江路上的商业圈了。

我们逛商场，不再去四牌楼的百货大楼、工农兵商店、青云楼了。三孝口的周边，有人们趋之若鹜的龙图商场、汇通商厦、科教书店，还有以特色小吃著称的光明影都小巷。

三孝口的名称也一样火爆了。

据说明朝此地附近住有张梅、张枕、张松事母至孝。

《（嘉庆）合肥县志·人物传》载："张梅、枕、松兄弟三人亲丧殡于室，邻火卒起，棺不及移，三人号恸伏棺上，誓与俱焚。三人皆死，棺独完。初，母病痈甚重，梅吮之得愈。"为纪念这三个孝子，人们将金寨路至环城西路这一段长江路称为三孝子街，而把张家所住十字路口西街口被人们称为"三孝口"。

商业圈，自然从四牌楼一带移向三孝口，政府为了人们在龙图商场、汇通商厦、科教书店之间走动方便，建了一个环形立交桥，可以在桥上通往任何一个商场。人们可以站在三孝口的立交桥上远眺四牌楼的立交桥。

长江路，不愧是合肥第一路。人们只在四牌楼、城隍庙、三孝口这几个地方，就可以将合肥昔日的繁华、热闹，尽收眼底。

　　我是一个农村走出的孩子，从宁静的乡村一下子掉到了繁华的街市上，过足了热闹瘾。长江路、和平路，就在我的来来回回中悄然变化。而我，也在它们的日新月异中，走过了人生 20 年的黄金岁月。

2016 年 5 月 29 日

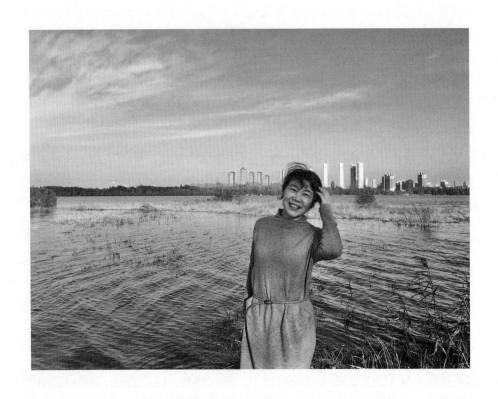

致我们终将消失的记忆

——悠悠四古巷

四古巷，很袖珍。南北之间不足两百米长，但它的岁月如河流一样悠悠。

四古巷，南北连接的是长江路和安庆路。曾经，路东是长江饭店，路西是合肥市长江路第二小学（下文简称长二小）。

我于1986年合肥师范毕业后，来到了长二小当老师。从此，四古巷就是我生命画卷中一条清晰的小巷了。

路东的长江饭店，曾经很是显赫。六十年代，毛泽东视察合肥就从长江饭店门前经过，那时的长江饭店是合肥市最有名的饭店。2003年长二小举办几次全国名师观摩课，接待全国各地最有名的老师时，也都安排在长江饭店。

当然，能在长江饭店工作是非常荣耀的，工资待遇高，孩子都能上长江路第二小学。长江饭店的员工们，每天能在饭店的食堂里吃工作餐，冬天还可以在宾馆里洗淋浴，热乎乎的。让人好生羡慕啊！

我是长二小的老师，是长江饭店职工孩子的老师，自然也跟着享受了这些福利待遇。

至今还记得，早晨从长江饭店买来几分钱的稀饭，溶溶的、香香的、糯糯的，味道似乎今日都还在。还有一江亭的蒸汽肉包子，那个味啊真叫绝！白亮亮的、蓬松松的肉包子，一口下去，香味直冒，同时，鲜嫩可口的肉馅伴着汤汁一并吞入口中。

一江亭的大门朝着四古巷，每到早晨，四古巷就沸腾了，整个巷子里都飘动着肉包子的香味。八十年代末，吃上肉包子是一件奢侈的事情，走在四古巷，闻一闻满巷子的肉包香味，也算是一种享受吧。

长二小校门口两边全是门面房，有了创收，老师福利待遇就很好。老师早上可以吃到热气腾腾的肉包子，还是一江亭的肉包子。每天早晨，每个办公室都要有一位老师值日端包子，值日老师一大早就钻到四古巷里的一江亭，然后端出一摞高高的蒸屉，热气腾腾，香味四溢，里面全是白亮亮、蓬松松的肉包子。很吸引路人的眼球啊，那是八十年代末啊。

中市区（那时还不叫庐阳区）的老师们都很羡慕长二小的老师，每天都有肉包子可吃。他们说：长二小老师的福利待遇真好！

不知什么时候起（应该是九十年代初期），那个美丽而富有诗意的一江亭不见了，肉包子也没有了。四古巷里代之而起的是盒饭、快餐、炸年糕。

四古巷，每天仍旧是熙熙攘攘，人来人往，各种叫卖声此起彼伏。放学时，孩子们会在来来往往的人流中穿梭，从四古巷钻过。老师们家远不回家的，就来到了四古巷。

有三轮车上买快餐的，一桶米饭，配上几盆菜肴。菜肴有炒土豆丝、辣椒肉丝、雪菜千张、红烧大排等。五元、七元两种价位，七元会多一块大排。还有手推车上卖凉皮的，类似城隍庙的贵妃凉皮，吃起来也是非常过瘾，辣辣凉凉的，还有点咬劲，撩拨着人的胃口。

四古巷紧挨着长江路的巷口处，有一家卖麻辣串的，是长二小师生们经常光顾的地方。

孩子们一放学，飞奔入巷口，瞬间聚集在麻辣串摊位的四周，小脑袋一个个密集地朝前伸着。

"我要一串炸素鸡。"

"我要两串炸里脊肉。"

"我要三串炸年糕，微辣的。"

………

老板已经是手忙脚乱了，嘈杂的喊叫声更是添乱。只见他抬起头，热涨得通红的脸，冲着孩子们大声地喊道："别叫了，别叫了，就好了啊！谁叫就不给谁。"孩子们这时才稍微安静下来，也有的小嘴巴已经塞满了麻辣串，自然没了声音。

老师们课间或放学后，也有来麻辣串摊位前的，看见了自己的学生，自然有点不好意思。有时一买就是好多串串，因为今天办公室里有老师请客。学校举行小型体育比赛，获奖班级的班主任是要放点"血"的。虽然奖金也就十几二十的，但来一趟四古巷，获奖的、没获奖的心里自然都是其乐融融了。

如果没有后来的大拆违，四古巷的麻辣串，也许就是这么一直香着。

世纪之交之后的 2005 年，合肥大街小巷发生了翻天覆地的变化，大拆违。马路上，巷口里，所有的违章搭建都在拆除。一时议论纷纷，人心惶惶，我也有点惆怅，中午加班哪里吃饭？老师请客，那诱人的麻辣串哪里去找？长二小的那群小馋猫们，哪里去填饿肚子？

四古巷，一下子变得空朗朗的，路上、墙壁上都留下了些许斑驳的油迹，黑乎乎的。没有了往日的喧闹，四古巷开始变得萧条，变得落寞，四古巷似乎没有了往日的活力。

咦！没几年，当我再次来到四古巷时，发现四古巷高、大、上了。此时，我已经调往庐阳区教体局工作了，难得再来一次四古巷。

巷口的振华快餐店，装饰精美，一眼瞥见厅堂明亮，服务员身着白净的工作服在玻璃门后晃动着。一江亭的位置已是一个精品店，大气、豪华，玻璃橱窗内，各色名牌的皮包很是拽人眼球。柜台前的服务员笑意盈盈，还未近前，一声亲切的问候声向你迎来："欢迎光临！"

还有几家服装精品店，虽然门面很小，但是很文艺。木质的墙壁上，挂着款款棉麻服装，透着一股休闲风，看着都很舒心。

往北一点，四古巷的大杂院里，还是住着那些人家，当年的小学生早已飞走，大多不在四古巷里穿来穿去了。那一幢幢的多层建筑，安静地分布在大杂院里。让你怎么也想象不出，杨振宁当年在此出生时的那个大宅子，据说由他的祖父所建，共七进，每一进有三间房屋。如今，那个七进的大宅院只能留在历史的回忆中了。

时光倒退，四古巷里还有些什么由来呢？

一说，历史上四古巷附近有四座坟墓，随着岁月一起流逝了，后来此地叫四古巷。但是也有人持反对意见，当年的庐州府就在安徽博物馆附近，不可能有坟墓在此的。还有一说，四古巷附近有四大家族居住在此，每家都是声名显赫，富甲一方，后来此地叫做四古巷。如今，那一切都在岁月的长河中慢慢流逝，唯有四古巷的名称被保留了下来。

诺贝尔奖获得者杨振宁出生在四古巷，给四古巷的历史，又添上重重的一笔。

　　近日，一好朋友想开个书塾，旨在弘扬国学，让孩子们读好书、写好文，地点就在四古巷附近。她让我帮忙给书塾起个名字。四古巷，突然间闪过我的脑海。当年四古巷边上的长江路第二小学已经迁离，可校园里的读书声似乎还在琅琅，响到四古巷。

　　于是，一念起："四古巷书塾。"

2016 年 5 月 22 日

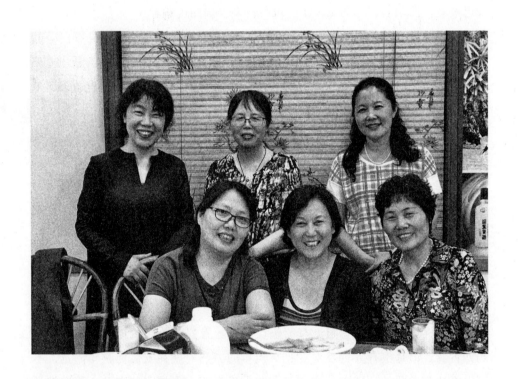

吴山镇的经年留影

吴山镇，也叫吴山庙。小的时候，周边的人们都是这么喊的。

直到今日才完全明白，吴山，真的是"无山"。之所以得名吴山，是因为一千多年前，唐末五代十国时期，唐昭宗封杨行密为吴王，杨行密清正廉洁，治国有方，"宽仁雅信，善取人心"，深受吴国老百姓的爱戴。他死后葬在吴山，其墓如山，后称吴山。

从合肥绕城高速朝淮南方向前行，至吴山出口处驶出，便可见平行于绕城高速的新合淮公路，穿越新合淮公路，驶入通往吴山镇的吴王大道。在宽阔平坦的吴王大道奔驰几公里后，便来到了吴山镇的主街——老合淮公路。

这是一条修建于七八十年代的老公路，穿镇而过的，曾经是闻名方圆几十里的农贸街市。如今，虽不及往日，可仍是吴山镇最主要的一条街道。

吴王大道，老合淮公路，一道一路，是吴山镇的纵横两条主干道。也是吴山镇的今天和昨日。

吴王大道，还真有点威风凛凛的样子，来往的车辆如一阵风，疾驰而过。

吴王大道，修建于20世纪之初。反反复复，翻修扩建过几次，直到如今才算是真正的一条大道，平整、宽阔，大道两旁高楼林立。

吴山镇的新政府和吴山中学都位于吴王大道的右侧，同时，几个新建的住宅小区也紧挨着吴王大道，夏日的阳光下，建筑物熠熠生辉，和马路对面的绿色田野相得益彰。

新政府，致力于镇上的工业发展，吴王大道的两旁，分布着一些厂房，让一向以农贸市场为荣的吴山镇，有了现代化的模样。

吴山中学，历史悠久。

1979年，我上初中的时候，就在这所中学。当年教室前面的小水塘，如今仍是波光粼粼，只是小水塘的四周多了一排树木，树木的倒影在水波里荡漾。

那是 1981 年一个初秋的傍晚，由于白日很短，晚上就住宿在学校里。我的班主任李映发老师，就在这个凉风习习的小水塘边跟我说："你这个农村小丫头，如果考不上学校，以后有什么出路啊？"当时，我蹲在水塘边，正在望着水面发呆，李老师意味深长的话语，似击我心，那时的我胆小羞涩，没有半句话的应对。可是，自此之后，似顿悟，始苦读。

这也许是我后来考上合肥师范的主要原因吧。

那时中学的宿舍，其实就是几间屋子相通，两排长长的大通铺，大通铺是用土地头砌个尺把高的土栏杆，里面铺上一层厚厚的稻草。同学互相搭伴，一个人将所带的被子铺在稻草上做垫子，另一个人就将所带的被子用来盖，两个人晚上就蜷缩在一床被褥之下。一个大通铺上，通常有几十个同学睡在上面……

如今，随着城镇化的发展，进城务工人员越来越多，曾经人声喧哗的吴山中学，日渐衰落，据说不久后，将改建成小学。世事沧桑，怎一个感慨了得。

吴王大道的左侧，葱茏茂密的庄稼地，一片繁盛。绿色掩映之下，便是吴王杨行密的墓地，吴王杨行密，合肥人，字化源。年轻时即怒视朝廷腐败，怜悯民不聊生，二十几岁便揭竿而起，出生入死，南征北战，纵横驰骋，屡战告捷。建立吴国后又施行一系列优抚百姓的政策，因此深受四方拥戴和敬仰。

后人为祭祀他而建庙宇，故得名"吴山庙"。1995 年合肥评选十景，吴山庙的"吴王遗踪"当选合肥十景。

据说，吴王杨行密的女儿百花公主，非常美丽又有孝心。吴王去世后，葬于吴山，墓基如山，百花公主为护陵守孝，便在墓北边建庵守墓。吴王之墓为山，公主之庵为庙。这也许就是吴山庙名称的由来吧。

千百年来，吴山庙几遭战火，历经兴衰。现存庙宇砖墙瓦屋，雕梁画栋，塑像碑刻，庄严肃穆。上庙敬香的人们纷至沓来，连年不绝。2000 年 7 月，吴山庙更名为吴山寺。

几年前，我的茶友妙棋居士告诉我，她为弟弟求子，前往吴山庙的吴山寺，烧香拜佛，求佛送子，果不其然，回来后不久弟弟如愿得一女。

我很好奇，追踪而去，来到了吴山镇的庙前街。如今，窄窄的小巷，只容得下一辆车子停留，高低不平的路面，是碎石旧瓦铺就，几棵小草从碎石缝中钻出。

朴素而简约的吴山寺，如约出现在我的眼前。一如千年前，吴王杨行密一般朴素简朴。静默的寺庙，分前、后、东、西四殿，前殿为山门，后殿为正殿，是一组四合院式的仿清建筑。

立在四合院的正中，仿佛又见美丽婉约的百花公主，一身素衣，袅袅婷婷而过……

老合淮路，也就是吴山镇的老街。

它，曾经是熙熙攘攘，在几十年前，每个农历的单日子，周边方圆十几里人家都来这里赶集。买回一些鹅仔、鸭仔，回村放养一年的希望。担来一些粮食，换回一些零零碎碎的家用，如针头线脑，锅碗瓢盆。

为何逢集的日子是逢单不逢双呢？我猜想，双日子，恰是民间办喜事的日子。那样单日子恰好可以赶集筹备吧。

有一年，我大约11岁光景，和9岁的大弟弟，抬着一大篾篮子的枣子，来到了老街。我们俩第一次卖东西，也不知是谁出的主意，反正是一路累得吭哧吭哧，满脸通红，终于来到了老街。我和大弟弟蹲在老街的路口，红白相间的枣子上放着一个带把的搪瓷缸子，3分钱，可买一搪瓷缸子的枣子。我们不会吆喝，更不敢看人，但是一上午居然把一篮子的枣子都卖了，大篾篮子里散落着一些毛票，大概有4块钱左右，回家后全部交给父母亲了。我和大弟弟连一支三分钱的香蕉冰棒都没买，也不知道是无法请示父母亲，还是高兴得顾不上，反正是梦寐以求的香蕉冰棒就在身边，我们却没有吃。

年关将近时，老合淮路，几乎都走不动了。每家每户都要打年货，扯些花布给姑娘媳妇做衣裳，买些红头绳给丫头扎辫子。正月里招待客人用的芝麻糖、烘糕白切也要买些，还有年三十和初一早上的鞭炮更是要备齐，那是炸掉旧年里的一切不顺，炸开来年的希望之路。

如今，老合淮路，继续着它的往日。

道路两边，一排排的门面房，都有着统一的布局和装饰，一色的红底黄字，一幅喜庆的气息。门面的经营大多是一些建材五金、日常家用、农用器具等，当然还有一些饭馆。

最具特色的，当属老街中间位置的交通饭店了。

交通饭店里土菜够味，蒸咸牛肉、苋菜糊子、干锅千张、蒸咸鸭子花生米、吴山挂面圆子，还有著名的吴山贡鹅等。

单吴山贡鹅，就有什么四大件。一盘鹅头，一盘鹅肉，一盘鹅膀子，一盘鹅杂，鲜、嫩、滑，味道鲜美醇厚，初来吴山吃贡鹅，你会一顿饕餮，吃得如鹅一样，都恨不得拥有鹅一样的嗉子多装点美味。

吴山贡鹅，味奇美，配方也很奇特，属于民间秘方，至今没有公之于众。只有在吴山镇才可以吃上正宗的吴山贡鹅美味，据说，所有的汤汁和原料一旦带离吴山镇后，味道就不及了。同时，如果在别的地方，想做出吴山贡鹅，也是不得其真味。

那山，那水，那鹅，成就了吴山镇贡鹅的独特。

贡鹅，追溯起来，也和吴王杨行密有关。

吴王为官清廉，人民安居乐业，深得老百姓的爱戴。故乡人民以当地特产大白鹅配美味佐料制成卤鹅进贡，吴王食之大悦，谓将军："行密自幼贫寒，不敢忘本，以此卤鹅进餐，堪称'贡品'。"从此"行密贡鹅""吴山贡鹅"扬名天下。

一年四季，老街上最为隆重的，当属每年的二月二，龙抬头之日。

"二月二，龙抬头"是吴山镇的传统庙会日，节日当天，古镇周边数十公里的合肥、寿县、淮南等地的人们聚集吴山庙，老街人声鼎沸，热闹非凡，游客多达三四万人次。

这一天，人们可以逛吴山庙会、游吴王遗踪、品吴山贡鹅、吃吴山挂面、赏吴山铁字、观民俗表演等，感受吴山镇的地域文化特色。

农历"二月二"吴山庙会，也源于五代十国时期，距今已有上千年的历史。早年传统的庙会主要是以缅怀吴王杨行密之德行，赞扬百花公主恪守孝道为主旋律。如今的庙会，除了善男信女前来烧香拜佛，祈求全家平安，年年丰收外，更多的人是来感受吴山庙的美食和地域文化特色。

二月二，龙抬头，将会是更多合肥人的期盼。

吴山镇，吴山庙。百花公主，吴王遗踪。

千年过，留影在。纵横道路，岁月千秋。

2016 年 9 月 3 日

东西溪哟，月亮湾

秋雨淅沥的日子里，"合肥姐妹作家群"跟随着安徽省作协主席许辉先生前往霍山东西溪，那里有个月亮湾，还有中国月亮湾作家村。

在东西溪乡集镇几百米之外，就是月亮湾作家村的所在地。

村头，一株百年守望树斜伸到溪沿的另一侧，树冠横跨溪流，有阳光的日子里，真可谓是"树阴照水爱晴柔"。

这株神奇的守望树，在百年岁月里，几度荣枯。当年军工厂在此生产时，守望树枝繁叶茂，郁郁葱葱，当军工厂关闭迁走后，这株守望树日渐枯萎，几近死亡。后来兴办乡镇企业，轴承厂在东西溪这块土地落户扎根，守望树奇迹生还，并日益茁壮，后来随着企业倒闭，这株守望树再度濒临死亡，枯藤老树若干年。直至前两年，守望树三度焕发出生命的勃勃生机，这不，月亮湾作家村项目于2016年12月28日在东西溪正式启动。

树有灵性，自有此说，我且认为是当地村民对于客人们的诚挚欢迎。山里的人民朴实厚道，待人真诚。这棵守望树，恰如山民一般质朴而灵性吧。

一条弯弯如月亮般的小溪，环抱东西溪乡的月亮湾作家村，作家村核心区拥有一排高大的旧厂房，灰色的砖墙，灰色的瓦顶，和这青山绿水互为相应，如一幅诗意古画般，意蕴悠长。厂房正在改扩建的过程中，东西溪乡里的领导们满怀热情，给我们一一介绍这里的远景规划、宏伟蓝图。

藏书楼，将会有图书上万册，供作家村的作家和周边的村民阅读，包括远道而来的游客们。大食堂，汇聚当地各种土特产，让读书、写作爱好者，不出远门能吃上美味，还能让观光旅游的人们品尝美食。改建后的大厂房还辟有阅读区、休闲咖啡吧、茶室、影视放映室、电子阅览区等，不久的一天，东西溪又将日益繁荣，文化的气息氤氲着山村的旮旯犄角，只怕守望树也将变成文化树，也能"舞文弄墨"了。

大型厂房后面，一条路之隔的地方，有一排灰装灰瓦的两层小楼，那是当年淮海机械厂的办公楼，锈迹的窗户和斑驳的墙体，现在被修葺一新，整体上仍然保留着当年的建筑格局和外貌。

这排旧办公楼，现在是月亮湾作家村作家们的工作室，共有 10 来位中国作家协会的作家们来到这里。简约而古朴的工作室，一床、一桌、一书柜，幽静的环境更利于作家创作。屋外是青山相对，潺潺溪水。清风徐来时，作家们将会是灵感顿来，下笔千行。

正如许辉先生所说："这里的一草一木都是创作的元素，稻田和山冲的视觉变化，都能引发作家们的思考。"

东西溪，多美的名字，正如美丽而又智慧的朱县长所说："以方位命名的乡镇为数极少，而'溪'字，有水，富诗意有灵气，东西溪，注定是源泉不断，生命力旺盛的地方。"东西溪的由来，是因为两条溪，东溪和西溪在此相会而得名，这里有着多少自然的相逢，生命的相撞，诗意的相遇。

美丽的东西溪，大别山的腹地，地处江淮分水岭，是淮河的源头。青山或相拥、或对立、或连绵起伏、或层峦叠嶂。地势多变，万千气象。

细雨霏霏的秋日里，我们走在山道间，沐浴着负氧离子，神清气爽，情思飞扬。青山绿水间，飞鸟相与还。清亮亮的小溪里，白鸭成群悠闲其间。山坡草木葱茏处，三两小鸡在散步。路边的山民们，房屋崭新，干净整洁，姐妹群里的云作家说："青山绿水处，有一座房子坐山面水，是每一个人内心诗意的梦想。他们早已经实现了。"从这个层面上说，山里的村民们早已"脱贫"，而我们还在"脱贫"的路上。

东西溪，富有的是大自然的慷慨赐予。

距离东西溪约半个小时路程的杨三寨，是大别山余脉，山峰奇特多样，据说主峰有 72 个岩洞，山脚下还有一无底洞深不可测。前往杨三寨的路上，秋雨丝丝，山道弯弯，青山巍巍，层峦叠嶂，雾气萦绕在山间，蓝色的烟带徐徐拉开。村领导一边熟练地开车，一边娓娓道来。

杨三寨旁，有一叫道人沿的寺庙，常年香火不断，山里的居民们逢年过节前往烧香祈福。"百善孝为先，杨三美名传。"这里还有一个动人的传说。

寨子里有一户人家，三个儿子，其中三儿子叫杨三，聪明胆大，性格暴躁。为地主土豪所逼，他带领一帮人上山筑寨，每天三餐都由杨三的母亲送饭，稍有不如意，杨三便对母亲大发脾气，甚至暴跳如雷，母亲很是伤心惧怕。

有一日，杨三累了，坐在山坡上，看见一只小乌鸦在喂食老乌鸦，他的心为之一震。再一日，杨三看见了草丛中的小羊正在跪着吃奶，他又是为之感动，想到了自己的母亲每日辛苦送饭，而自己不能善待母亲，顿时愧疚不已。

此时，恰好母亲送饭前来，杨三激动得一跃而上，母亲被杨三的举动吓得后退，以为儿子又要发火了。一不小心，母亲落入身后的石砸河里，杨三一见，急忙将山上的几块巨石推下去，阻挡石砸河的急流，不让河水带走母亲。可是，母亲还是被河水卷走了，杨三痛不欲生，沿着河水追赶母亲，直到很远很远，也未能见。

杨三站在几块大岩石上眺望着远方，一站就是很久，那几块岩石上至今还能看见杨三的脚印。

这个故事被当地人民口口相传，后来此山便被叫做"杨三寨"。杨三寨也赢得了"华东第一孝山"之称谓。

从杨三寨回来后，夜幕降临，山峦黑影重重，湿润的空气滋润着每一块肌肤。山里的夜晚，秋虫格外欢腾，大声啾啾，小声唧唧，此起彼伏，互相应和，我站在山道的草丛边，久久不肯离去，静静地倾听这天籁之声。

东西溪，有杨三寨的动人传说，有太阳冲、横冲、毕家冲的绿色盎然，还有那一沟清浅的月亮湾。想象着，在一个月光皎洁的夜晚，一群文人相聚在月亮湾里，一起吟唱那一轮弯弯的新月……

东西溪哟，月亮湾。

2017 年 9 月 22 日

东西溪的秋日，花烂漫

一路驱车前往霍山东西溪作家村，山路两旁不时瞥见一簇簇的白色野花，偶尔还有紫色的、黄色的。合肥姐妹群中的蓝叶子和阿兰念叨着要采花，来装扮霍山月亮湾作家村的工作室。可山道弯弯，不便停车，于是错过了山路旁的簇簇小野花。

来到作家村稍事整理，姐妹群的各位作家们，急不可待地要去采野花。拎着从农家收来的旧篮子，姐妹们，当然还有"许员外"，我们一群人，欣喜地走向山野里。路边的菜园子旁盛开着一丛丛的野花，手下留情，让她们装扮菜园子吧；路边的山崖下，零散着旁曳斜出，只能欣赏了；远远的山坡上，白绿相间铺将下来，当然也只能远远地望着了。走进山坡草丛处，一片惊艳，一边慨叹，一边采摘，才走出一里路，大小篮子已经装满了山花。红的廖，紫的苑，白的、黄的小山菊。

傍晚时分，每位作家工作室中，都是山花烂漫。

共用客厅的矮柜上，古朴的陶罐里插着一大簇的山花，挨挨挤挤，热烈得很。似有羞涩，仍是灿烂。山花紧挨着的墙壁上方，挂着来自山村的油画家张帝先生的一幅油画《向日葵》，朴素而清雅，和山花互应。

玲姑娘工作室的墙上，挂着高低不一的几个玻璃器皿，上插几束小野花，立即生出诗意一行行。蓝叶子的花罐本是一簇以假乱真的塑料花，这不换上了山上的小野花，生命的气息滋滋窜出。IT 业界精英云姑娘，采了一篮子的山花，蓬勃热烈。还有刘总、"许员外"两位大男人，也在"涂脂抹粉"，静心装扮，这都为了谁？

明天，2017 年 10 月 31 日，中国月亮湾作家村将在东西溪隆重开村。

10 月 31 日一大早，姐妹们三三两两再次奔赴山间。摄影家木桐扛起三脚架，要在这晨曦中拍下山村的美景，阿兰、草地姐随木桐一起前往拍美照。"许员外"早已精神抖擞地出村了，要去买山里的土猪肉和土菜，为中午的大锅饭做好准备。蓝叶子因为脚受伤尚不方便多行走，静静地在小屋里练习书法。

我嗅出了山里早晨的空气是如此甘甜，于是穿戴整齐，走村串户，去感受山村的早晨。刚下楼便遇到了邻居八十多岁的王建国老先生，他瘦小的个头，今日越发精神，看似六十多岁而已。

王老先生眯眯地问："要去哪里啊？"

"想在村庄里外走一走，看一看呢。"想起上一次来东西溪，王建国老人告诉我这里是三冲相连，但我已经记不起了，于是再一次跟王老先生讨教。

"王老先生，这里是哪三个冲啊？"

"我们所在的是毕家冲，正对着的南边是太阳冲，毕家冲的西边是横冲。"王老先生边说边比划着，生怕我听不明白。口齿清楚、思维清晰的王建国老先生，文质彬彬，哪里像是八十多岁的山里老人？一眼瞥见他身后的大门两边，挂着红彤彤的一副对子，"领导爱民，西溪建成大花园；百姓得利，集镇迎来作家群"。显然是王老先生为了今天作家村的开村仪式所作对联。这使我想起去年来东西溪时，看到王老先生自撰的一副春联："党恩浩荡，国家昌盛，祖国大地欣欣向荣；改革开放，政策惠民，城乡居民幸福安宁。"

其实，下午作家村开村仪式的第一项便是王建国老先生的发言，可这时他笑眯眯的，没露一丝的消息。

顺着王建国老先生的家再往西边走，是一幢漂亮的现代化两层楼房。楼房前面紧挨着的一幢灰色两层楼，是当年淮海机械厂的老厂房，斑驳老旧的灰砖灰瓦小二楼静静地立在小溪边。溪水清澈，几只白色的豚正在溪水中嬉戏。大爷和大妈正在房前屋后忙着家务，我一眼看见路边堆放着旧房子拆下来的旧砖旧瓦，有一种按捺不住的想法：买上两块放到房间里摆放东西，也可以是一种装饰，将地方元素注入我的工作室中。

"您好！大爷，买两块旧瓦可以吗？"大爷温和地走上前来说："你看上哪一块？你说，我给你拿。"我有些不好意思："随便！随便！"当我要付钱时，他怎么也不愿要，说是两块旧瓦不值什么钱。我只有在心中默默地感激，许我今后再来东西溪作家村时，给他带上一点什么礼物。

来到大爷家的楼房前，看见大妈正在忙前忙后，养了鸡、豚，还有猪。她麻利而干净，笑容如菊，客气地招呼我坐一坐，并告诉我他们仍然喜欢住在前面的旧楼房里，后面的新楼房是两个儿子盖的，逢年过节时他们才回来。大儿子在上海，小儿子在大连。大妈这样养鸡、养豚、养猪，想必是为了过年时一大家人的团聚啊。

告别了大爷、大妈，我继续往村子的西边走。路边一簇簇白的、黄的野菊花银光闪烁，晶莹的露水尚未散去，在阳光的照耀下明艳艳的，清新可人。

村民的屋前，高杆子木槿花儿粉粉地盛开着，鸡和鸭钻进植株丛中觅食，两只小狗在边上追逐嬉戏。还有一蓬开得红艳艳的鸡冠花，热烈似火。又一幢现代化的小楼房，白色瓷砖墙壁，红色廊柱，廊檐下摆放着农具，还有两个大木桩。想起简陋的工作室里，烧水壶正缺少一个架子盛放，这大木桩岂不是很合适吗？女主人姓汪，正好送孙子上学回来，三言两语，我和她就聊到一起了，或许是我心里有想法吧。这时，刚才的那位大爷也过来了，我趁机说出自己的想法，汪姓女主人倒是很爽快，说："你拿去吧！"

"你要不收钱，我就不能拿。"我坚持着，拿出 100 元，他们俩直呼太多了，最后收取 10 元钱。

我心中的那个高兴劲儿没得说，一大早收获了我的两块旧瓦和大木桩，还结识了两位新的邻居。

大木桩和旧瓦，我还真的没有办法拿走，大爷从家里拿出小推车送到我的二楼工作室，并将大木桩不平的一端用电锯锯平。我一个劲儿地致谢，只是简陋的小屋子里连一颗糖都没有，心里想着下次来时买上几包香烟给大爷。正想着，大爷说："我也是有文化的人呢！我能给人家看风水，像看新房子的地身，还有墓地的选择等。"

"哦！那是堪舆学。"我脱口而出，大爷似乎没听明白。

想着近期正在跟安大社会学系的吴宗友教授学习堪舆学，俗称风水。还真想下次跟他讨教讨教这方面的知识。我跟大爷要了电话号码，得知他叫毕效如。

继续我的行走，从毕家冲和横冲的交接处往南边，就是太阳冲了。空气越发纯净，甚至感受不到烟火的气息。山里纯净的空气能吸进内心的深处，一边是农户的房子，一边是大山，山下溪水潺潺，阳光从山头的东边斜射下来，穿过竹林，洒下五彩斑斓的光束。山坡上，一大片白色的野菊花，在晨雾中弥漫。山崖边，斜披下来的是黄的一簇，白的一簇。不时听到鸟鸣声，它们美丽的身影在枝头间跳动。我拿起手机想拍照，它们瞬间便躲进了树林中。

这时，恰好遇到筹备作家村的刘明和主任，他正在筹备下午作家村的开村仪式。刘主任告诉我，沿着这条路往里走，一直到山上，翻过山便是太阳冲，穿过太阳冲，便可回到毕家冲，也就是作家村所在的地方了。

一路向南，满山葱郁，山花烂漫，这里的秋天恍然如春。快到山顶时，面前的山坡开阔起来，两幢小楼掩映在绿色之中。稍远处整个山坡上全是白色小野菊，阳光洒上去，格外精神，它们在风中抖擞，似是欢呼。站在山上往回眺望，那不正是作家村开村搭建的大舞台吗？红色的大幕和这满山坡的山花相应，预示着作家村的日后蓬勃。

一簇竹林，风吹沙沙，阳光洒下，疏朗俊逸。山道旁，可以看见树头飘出的红叶摇曳在绿色中，山里的秋色似乎来得要稍迟一些。抬眼望天，纯净湛蓝，不是西藏的那种蓝，可是毫不逊色于西藏的蓝。美煞了！

一路下山来，满心的欣喜和满身的活力。忽听一阵人语声，似木桐在招呼大家拍照。果然，前面迎来了刘总一家和木桐、草地姐、阿兰。阿兰的胳膊上挎着个竹篮子，竹篮里又是各色野花，阿兰挎着花篮的样子好美！忍不住上去和她合影。他们继续上山，花篮让我挎回村里。我美滋滋地挎着花篮，想象着下午的开村仪式，该是怎样地热烈，一定如我手中的这篮野花吧，异彩纷呈。

东西溪的秋日，花烂漫……

2017 年 11 月 16 日

读《失而复得》 初稿所想

（代后记）

一口气读完这本书，不知不觉之间已是泪眼模糊。

十年前我在国外生病期间的情景，依然历历在目，读书的过程又仿佛是把痛苦重新体验一遍。

这次生病，我既有不幸又有幸运。不幸的是，如果在国内，也许当时不用遭受那么多痛苦；幸运的是，我深刻体会到亲情和友情的可贵。我不仅保住了生命，而且在初期就得到了适时的、科学的康复治疗，使我的身体机能能够很快地恢复，虽然无法痊愈，但至今仍在渐进的康复之中。更主要的是，让我越来越关注健康与养生。

这次生病让我们夫妻俩对痛苦有了许多的领悟。夫人写作此书的目的，是要永远记住那些帮助过我们的人们，另外是在记录人生中的这段经历，把我康复的方法与心得分享给那些有相似病例的病友和家属们。

在重症监护室治疗期间不允许喝水，我曾经被干渴逼得许愿——出院后第一件事就是喝六瓶矿泉水。我也曾经在病床上把自己幻化成飞翔的小鸟，极度渴望自由。

当人们享受不到阳光、水和洁净的空气，或要花很大代价才能实现那些目标时，才会惊觉平时生活中最基本的、最容易被忽视的，恰恰是最重要的。健康对于每个人同样如此。但我们经常会有一些不利于健康的工作、生活方式，经年累月将身体拖垮后，我们才会想起调理身体、关注健康。

经过三个月左右的治疗和康复，我从不能坐到重新站起来，七八个月左右生活基本自理，之后是每年都有细微的康复进展，我把这称为"失而复得"。每一个进展都令我狂喜，我的幸福感也随之越来越高。

失而复得，因为有了"失"的不堪忍受和痛苦的体验，因此在不抱希望或希望渺茫的情况下，再次有了"得"的感觉，似乎比最初拥有和得到更加美好，更加令人欣喜。

失而复得，是多么幸运，令人倍加珍惜。人生总是伴随"得"与"失"。从健康的角度来说，"不得"与"失"是常态，我们的身体也会越来越衰老。人生中的所有"得"，都不应以健康为代价换取；用健康换来的"得"，实在是得不偿"失"。

和平时期，不在医院经历失去自由或死亡，很难领悟"没有健康其他都是浮云"，也不那么珍惜健康、自由的宝贵。可惜的是，很多人出院后就将医嘱和自己在医院许下的决心很快遗忘。

反思一下，我也是在康复取得一定的进展之后就懈怠了，不如康复初期那样刻苦。

祸福所依，人生有得有失。坦然面对，参破身外之物的得失，平淡而有质量的生活才是我们的追求！

愿此生不再有那些痛苦的日子，就让这本书把它封存吧！

感谢所有给予我们帮助的领导、同事和亲朋好友们！

在此衷心地祝愿所有人健康、幸福！

孙广泉

2019 年 8 月 28 日于合肥

图书在版编目(CIP)数据

失而复得 / 杨立新著. —合肥:黄山书社, 2019.6

ISBN 978-7-5461-8475-3

Ⅰ.①失… Ⅱ.①杨… Ⅲ.①脑血管疾病–康复 Ⅳ.①R743.309

中国版本图书馆 CIP 数据核字(2019)第 217917 号

失而复得　　　　　　　　　　　　　　　　　　　杨立新　著

责任编辑	张向奎　张墨农
装帧设计	钱　昆
责任印制	李　磊
出版发行	时代出版传媒股份有限公司(http://www.press-mart.com)
	黄山书社(http://www.hspress.cn)
地址邮编	安徽省合肥市蜀山区翡翠路1118号出版传媒广场7层 230071
印　　刷	安徽新华印刷股份有限公司
版　　次	2019 年 10 月第 1 版
印　　次	2019 年 10 月第 1 次印刷
开　　本	700mm×1000mm　1/16
字　　数	230 千字
印　　张	14.5
书　　号	ISBN 978-7-5461-8475-3
定　　价	32.00 元

服务热线　0551-63533706

销售热线　0551-63533761

官方直营书店(https://hsss.tmall.com)